Wolfgang Worliczek / Christine Sluga

Leben ohne Streß

2. Auflage 1995

CIP-Titelaufnahme der Deutschen Bibliothek

Leben ohne Streß
Wege und Übungen zur Entspannung
Autoren: Wolfgang Worliczek, Christine Sluga
Umschlag: Maria Blazejovsky
Fotos: Thomas Furhäusl
Wolfgang Worliczek
Lektorat: Dr. Irene Kunze
Satz & Repro: Zehetner Ges. m. b. H., A-2105 Oberrohrbach
Wien – Stuttgart – Kiel: hpt-extra
in der hpt-Verlagsgesellschaft m. b. H. & Co. KG, Wien 1994

ISBN 3-7004-0976-1

Wolfgang Worliczek / Christine Sluga

Leben ohne Streß

Wege und Übungen zur Entspannung

hpt extra

Inhaltsverzeichnis

Vorwort 13

Unser Energiesystem und Streß 17

Streß – eine Zeiterscheinung 17
Was ist Streß? 19
Krankheit und Streß 20
Streßphasen 20
Was macht der Streß in unserem Gehirn? 21
Wege der Gesundheit 23
Die Triade der Gesundheit 23
Das Energiesystem des Körpers 25
Der Mensch – eingebettet in einer Galaxie an Energien und Schwingungen 26
Aufbau des Energiesystems 28
Die Chakren 28
Das Meridiansystem 32

Möglichkeiten, den blockierten Energiefluß wieder in Gang zu bringen 35

Streßabbau – unsere Einstellung ist entscheidend 35

Angewandte Kinesiologie 37

Was ist Angewandte Kinesiologie? 37
Allgemeine Übungen zur Verbesserung des Energieflusses 39

Integration der beiden Großhirnhemisphären 44
Der „Liegende Achter“ 46
Überenergieübungen (Wayne Cook) 46
Weitere Übungen mit dem „Liegenden Achter“ 50
Technik zur Befreiung von emotionalem Streß (ESR) 56
Stirnbeinhöcker 56

Schätze der Natur – Schwingungen der Natur 62

Essenzen 62
Bachblüten 64
Edelsteinessenzen 68
Orchideen-Essenzen 70
Ätherische Öle 71

Akupunktmassage 73

Was ist Akupunktmassage? 73
Harmonisierung der Körperenergie durch Methoden der Akupunktmassage 74
Ausstreichen der Meridiane in Energieflußrichtung 74
Kurzform des Meridianausstreichens 90
Abziehen von Überenergie 92
Kollapspunkte 92
Kopfschmerzpunkte 94
Reisepunkte 97
Augenpunkte 100
Ohrakupunktmassage 103

Weitere Möglichkeiten des Energieausgleiches 107

Wasser 107
Unsere Ernährung 110
  Zucker 112
  Auszugsmehl 113
  Vitamine 114
  Spurenelemente 117
Thymusklopfen 118
Ohrenkerzen 119
Negative Energie – Schutz und Ableitung 121
Laufen 124
Entspannungsübungen 125

Rahmenbedingungen 128

Mein Schlafplatz 128
Mein Wohnraum 132
Mein Arbeitsplatz 133
Das „geistige“ Raumklima 135

Anmerkungen 137

Literaturverzeichnis 140

Vorwort

Leben ohne Streß – vielleicht werden Sie sagen, das gibt es ja gar nicht! Natürlich – wenn ich Hunger habe, werde ich versuchen, diesen zu stillen, wenn ich Durst habe, werde ich versuchen, diesen zu stillen; auch einige Formen von Streß. Ein Streßabbau sichert in diesen Fällen unser Überleben.

Wir meinen aber eine andere Form des Stresses. Einen Streß, der uns einengt, der uns unglücklich und unzufrieden macht, der letztendlich unsere Gesundheit bedroht. Sorgen um die materielle Sicherheit, Anerkennung im beruflichen und privaten Bereich und der daraus entstehende Zeitdruck lassen viele Menschen nicht mehr zur regenerierenden Ruhe kommen. So wird ihr Energiesystem ständig beansprucht und überfordert. Die gegenwärtige Situation wird als so unbefriedigend empfunden, daß eine Entspannung unmöglich erscheint und der Idealzustand allzusehr in die Zukunft projiziert wird.

Um einen positiveren Umgang mit dem eigenen Streß zu ermöglichen, ist es notwendig, selbst Verantwortung für den eigenen Streß zu übernehmen. Läßt man diese Eigenverantwortlichkeit einmal zu, so wird man auch erkennen, daß Streß sehr häufig durch selbst aufgebaute Grenzen des eigenen Geistes (Ängste, Sorgen . . .) verursacht wird. Die nachfolgenden Ausführungen bezwecken mehr, als nur Techniken zu vermitteln. Dem Körper sollen Hilfen zur Selbstfindung seines energetischen Gleichgewichtes gegeben werden, um neue Perspektiven und Möglichkeiten zu entdecken. Ein anderer Umgang mit Streß ist nicht nur eine Frage von neuen Techniken, sondern vor allem eine Frage des Herzens und der Seele!

In diesem Sinne soll auch das nachfolgende Gedicht aus dem

Nachlaß von Herrmann Hesse über das „Glücklichsein“ zum Nachdenken anregen.

Hermann Hesse

Glücklichsein

Es gibt keine Pflicht des Lebens,
es gibt nur eine Pflicht des Glücklichseins.
Dazu alleine sind wir auf der Welt,
und mit aller Pflicht
und mit aller Moral
und allen Geboten
macht man einander selten glücklich,
weil man sich selbst damit nicht glücklich macht.
Wenn der Mensch gut sein kann,
so kann er es nur,
wenn er glücklich ist,
wenn er Harmonie in sich hat,
also wenn er liebt.
Das ist die Lehre,
die einzige Lehre in der Welt;
dies sagte Jesus,
dies sagte Buddha,
dies sagte Hegel.
Für jeden ist das einzig Wichtige auf der Welt
sein eigenes Innerstes,
seine Seele,
seine Liebesfähigkeit.
Ist dies in Ordnung,
so kann man Hirse oder Kuchen essen,
Lumpen oder Juwelen tragen,
dann klang die Welt mit der Seele rein zusammen,
war gut,
war in Ordnung.

Unser Energiesystem und Streß

Streß – eine Zeiterscheinung

„Ich bin so gestreßt", „ Ich bin ausgebrannt", „Ich bin erschöpft", „Ich kann mich nicht konzentrieren" – Redewendungen, die in unserer Zeit häufig zu hören sind. Warum sind Menschen gestreßt? Ist Streß etwas Unabwendbares?

Wir meinen, man kann lernen, mit Streß umzugehen, seinen Körper vor ungesundem Streß zu schützen und ihm vor allem Hilfen zu geben, wie er auf Streß anders als bisher reagieren kann.

Erinnern Sie sich: Wenn Sie über längere Zeit einem erheblichen Streß ausgesetzt sind, kommt irgendwann der Punkt, wo Sie merken, daß Ihre Leistungsfähigkeit, Geduld und Ausdauer zu sinken beginnt, wo Sie anfälliger gegen Krankheiten werden, Sie fühlen sich vielleicht matt und energielos. Großer Streß blockiert tatsächlich meßbar den Energiefluß im Körper. Jeder von uns hat schon die Erfahrung gemacht, daß Trauriges, Niederschmetterndes, Frustrierendes, Deprimierendes die Kraft nimmt, wir möchten dann am liebsten dauernd schlafen und einfach unsere Ruhe haben. Erleben wir hingegen etwas Schönes, Erfreuliches, fühlen wir uns kräftig und lebenslustig, wir finden z. B. auch oft mit weniger Schlaf das Auslangen, wir können vielleicht neue Ideen und Perspektiven zu einem Thema entwickeln, nach denen wir schon lange gesucht haben. Wir fühlen uns einfach kräftig und energiegeladen.

Dieses Buch will Ihnen Möglichkeiten zeigen, wie Sie sich

davor schützen können, daß Streß Ihren Energiefluß blockiert, bzw. wie Sie blockierte Energien wieder besser in Fluß bringen können. Einige Beispiele dafür:

Ein Herr in leitender Funktion wurde aus einem Kurs zum Telefon gerufen. Als er nach einiger Zeit in den Kurs zurückkehrte, war unübersehbar, daß er mit seinen Gedanken noch beim Telefonat war. Er nahm das Angebot des Kursleiters, etwas für seinen Streßabbau zu tun, dankbar an: Der Kursleiter hielt ihm einige Zeit leicht die Stirnbeinhöcker. Danach sagte er der Gruppe, daß das Problem natürlich nicht gelöst sei, aber es nun wieder die geringe Bedeutung habe, die es verdiente.

Ein Schüler bereitete sich zu Hause sorgfältig auf eine Prüfung vor. In der Prüfungssituation hatte er „Mattscheibe", ihm fiel nichts mehr ein. Diese Situation erlebte er häufig. Einfache Übungen zur Zusammenarbeit der beiden Gehirn- bzw. Körperhälften entschärften dieses Problem.

Grundsätzlich können die in diesem Buch gegebenen Anregungen eine ärztliche und/oder psychologische Behandlung nicht ersetzen, sie können nur die Selbstregulierungs- und Selbstheilungskräfte des Körpers anregen und stimulieren, sodaß wir immer besser unsere innere Mitte und unser Selbst entdecken.

Das vorliegende Buch soll einen mehrfachen Beitrag leisten:

Die Leser sollen

- zunehmend spüren lernen, wo ihre Energien z. B. blockiert und aus dem Gleichgewicht geraten sind,
- einfache Möglichkeiten kennenlernen, wie sie den Energiefluß in ihrem Körper trotz mannigfacher Stressoren verbessern und den Körper damit beim Finden der energetischen Balance unterstützen können,
- die Sensibilität für die Bedürfnisse ihres Körpers weiter er-

höhen, um diesem immer mehr das geben zu können, was er benötigt, um die Selbstheilungs- und Selbstregulierungsprozesse zu aktivieren.

Was ist Streß?

Hans Selye definiert Streß physiologisch als „die nicht-spezifische Reaktion des Körpers auf jede an ihn gerichtete Anforderung." Es ist also eine Form der Anpassung, die auch unser Energiesystem beeinflußt.

Eine Definition von Streß durch Cofer und Appely bezieht sich eher auf psychologischen Streß: „Streß ist der Zustand eines Organismus, der dann eintritt, wenn das Individuum erkannt hat, daß sein Wohlbefinden (oder seine Integrität) in Gefahr ist und daß es alle verfügbare Energie zu seinem Selbstschutz und seiner Selbstverteidigung aufwenden muß."[1]

Streß ist daher nicht immer nur negativ zu sehen, er kann auch motivieren, etwas im Leben zu verändern. Man unterscheidet daher zwischen

„Eustreß" = positiver Streß. Er motiviert uns, etwas zu verändern, etwas zu entwickeln

und

„Disstreß". Dieser überfordert unseren Körper und macht uns über lange Zeit krank. Er ist Thema dieses Buches.

Krankheit und Streß

Dazu bietet sich der Vergleich mit einer Steh-auf-Puppe an: Gibt man ihr einen Schubs, richtet sie sich immer wieder auf, sie findet ihre *Balance* immer wieder. Streß ist vergleichbar mit dem Schubs, der die Puppe aus dem Gleichgewicht bringt: In einem hohen Maß findet der Körper immer wieder sein Gleichgewicht Wird die Puppe allzu weit aus der Balance gebracht, war der „Schubs" zu heftig, wird sie vielleicht vom Tisch fallen oder gegen einen harten Gegenstand prallen und Schaden erleiden. Ist der Schaden zu groß geworden, wird sie sich nicht mehr aufrichten können, der Streß ist zu groß gewesen. Bei Menschen wird manchmal das Energiesystem durch Streß derart aus der Balance gebracht, daß es auch nicht mehr von alleine die Balance wiederfindet und der Energiefluß blockiert wird. Dauert dieser Zustand des Ungleichgewichtes aufgrund von Dauerstreß zu lange, wird der Mensch eben körperlich krank.

Streßphasen

Auf der körperlichen Ebene kann man verschiedene Stufen von Streß beobachten:

1. Alarmphase

Der Körper wird darauf vorbereitet, zu handeln. Es werden Streßhormone ausgeschüttet (z. B. Adrenalin aus dem Nebennierenmark, was zu einer vermehrten Durchblutung der Muskulatur führt), um das Energieniveau zu steigern. Überdies kommt es in dieser Phase zu einer Schrumpfung der Thymusdrüse und der Lymphknoten.[2]

2. Reaktionsphase

Die Blutzufuhr zu den Muskeln, bedingt durch die vermehrte Adrenalinausschüttung, wird erhöht auf Kosten

a) des Verdauungsapparates

b) des vorderen Lappens *(ZBAD)* des zerebralen Kortex *(Vorderhirn):* Die Kontrolle des Gehirns verlagert sich *in den hinteren Teil (AIZ),* wo man dann aufgrund der vergangenen Erfahrungen automatisch reagiert. Sehr oft unterdrücken wir unsere Emotionen, wir reiten auf Dingen herum, bringen uns immer mehr aus der Balance, anstatt die Streßhormone durch Flucht oder Angriff abzubauen.

3. Überwältigungsphase

Die Adaptionsreaktion bricht zusammen. Hauptanliegen des Körpers: Streßhormone zu entgiften oder abzubauen. Blut wird den großen Skelettmuskeln entzogen (Unfallgefahr) und inneren Organen zugeführt. Auch das Vorderhirn ist vermindert durchblutet, es fällt einem zu diesem Zeitpunkt „nichts mehr ein".

Was macht der Streß in unserem Gehirn?

Was hindert eigentlich Menschen, die Verantwortung für sich

zu übernehmen? Es sind häufig *alte Verhaltens- und Denkmuster*, die wir im Laufe unseres Lebens, besonders in unserer Kindheit erlernt haben. Eine zentrale Rolle spielt dabei das *„allgemeine Integrationszentrum"* (AIZ), ein Gehirnareal im Hinterhirn[3] der dominanten Gehirnhälfte. Dieses AIZ übernimmt in der Streßsituation die Aufgabe, einerseits auf alte Erfahrungen zurückzugreifen, die sich bereits bewährt[4] haben, und diese mit aktuellen Erfahrungen zu verknüpfen, andererseits die Funktionen des Vorderhirns[5] und der anderen Gehirnhälfte, die nicht unmittelbar mit dem physischen und emotionalen Überleben zu tun haben, zu hemmen bzw. vollständig abzuschalten. Mit dem Vorderhirn kann aber jede Körperfunktion[6] gesteuert werden. Dazu sind weniger als 5% der Erwachsenen imstande. Die restliche Zeit hat das AIZ der dominanten Gehirnhälfte die Führung, wodurch man eben in Streßsituationen immer wieder auf alte Verhaltensmuster, die man oft „mit dem Verstand" eigentlich schon längst abgelegt haben möchte, zurückgreift: „Immer wieder verliere ich die Geduld, wenn . . ., obwohl ich eigentlich geduldig sein möchte und einsehe, daß sie/er das nicht absichtlich macht, um mich zu ärgern."

Der Vorderteil des Gehirns ist aufgrund der verminderten Durchblutung nur minimal aktiv, wir haben eine totale „Mattscheibe". Erst wenn der Vorderlappen wieder hinreichend durchblutet ist, fallen uns die Dinge wieder ein.

Nicht verarbeiteter Streß hindert uns, neue Denk- und Verhaltensweisen zu entwickeln,[7] um z. B. ein real gegebenes Problem aus einer neuen, weniger oder nicht mehr streßauslösenden Perspektive zu sehen.

Wege der Gesundheit

Die Triade der Gesundheit

Welche Möglichkeiten bieten sich, um den Fluß der Energie zu verbessern? *Die Triade der Gesundheit* zeigt uns, daß es grundsätzlich drei gleichwertige Ebenen gibt, auf denen in das Energiesystem eingegriffen werden kann.

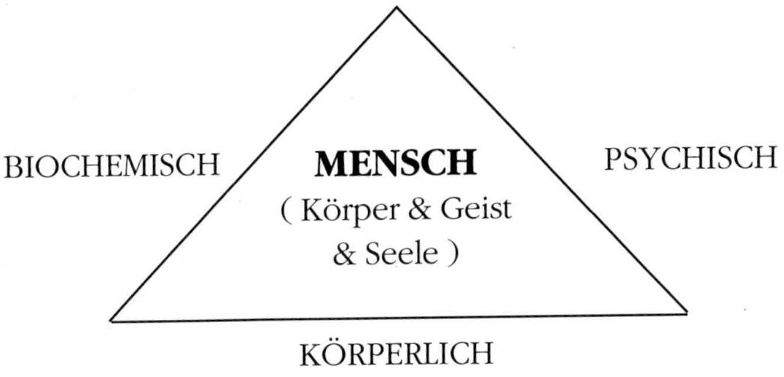

Welche ist die beste Methode? Welche Methode ist die richtige? Warum erzielt man mit zwei unterschiedlichen Methoden Erfolge?

Auf diese und ähnliche Fragen gibt die *„Triade der Gesundheit"* eine einfache Antwort:

Geht man von einem ganzheitlichen (holistischen) Verständnis aus, so erkennt man überall Vernetzungen und wechselseitige Abhängigkeiten. Ist ein Mensch z. B. glücklich (psychischer Bereich), strahlen seine Augen, er geht aufrecht (körperlicher Bereich), bzw. wenn jemand unglücklich ist, geht er „vom Gram gebeut". Betreibt ein Mensch sinnvolle Gymnastik (körperlicher Bereich), so steigert dies sein Wohlbefinden (psychischer Bereich); ernährt sich jemand bewußt (biochemischer Bereich), so fühlt er sich wohl (psychischer Bereich). Ist ein Mensch zufrieden (psychischer Bereich), ändern sich unter Umständen seine Eßgewohnheiten (biochemischer Bereich).

Für den praktischen Anwendungsbereich bedeutet dies, daß ein Symptom im körperlichen Bereich (Rückenschmerzen) eventuell eine Korrektur in einem anderen Bereich, zum Beispiel im psychischen Bereich (Arbeitsüberlastung), erfordert. Entscheidend ist, daß jeder den Weg beschreitet, von dem er überzeugt ist, daß dieser der individuell richtige ist.

Beispiele von Auslösern für biochemischen Streß

- unausgewogene Ernährung
- Neonlicht
- elektrische Leitungen
- geopathische Störungen
- Umweltgifte

Beispiele von Auslösern für körperlichen Streß

- Bewegungsmangel
- Fehlbelastungen
- Überbelastung

Beispiele von Auslösern für psychischen Streß

- alte Traumata (bewußt und unbewußt)
- existenzielle Sorgen
- übernommene Verhaltensweisen

Viele dieser oben erwähnten Stressoren haben wir im Laufe des Lebens zu verdecken gelernt, im Sinne einer Anpassung an unsere Umgebung, oder wir mußten lernen, sie zu verdecken, um zu überleben. Aber sie leben und arbeiten in uns weiter, und wir spüren sie besonders dann, wenn sie mit den Anforderungen der Umwelt, die wir als Erwachsene teilweise übernommen (internalisiert) haben, in Konflikt geraten: „Eigentlich sollte ich ja . . .", „Eigentlich würde es sich gehören, daß . . .", „Das muß auch noch heute erledigt werden!", aber wir spüren unsere Erschöpfung und/oder unseren inneren Widerwillen dagegen oder wir hören unsere innere Stimme, die uns etwas anderes sagt, als das, was wir aufgrund unserer „guten Erziehung" meinen, tun zu müssen.

Das Energiesystem des Körpers

Wie schreibt Antoine de Saint-Exupery so passend: „Das Wesentliche ist für die Augen nicht sichtbar."

Daß dies auch wissenschaftlich belegbare Realitäten sind, beweisen uns Forschungsergebnisse aus der Biophysik.[8]

Es gibt also Ebenen, die wir nicht ohne weiteres erfassen können, wir haben verlernt, sie zu spüren.

Alle Lebensvorgänge werden durch elektromagnetische Schwingungen gesteuert. Die *elektromagnetischen Vorgänge* sind den *körperlich-sichtbaren Vorgängen übergeordnet,* d. h. längere Zeit, bevor es zu einer physischen Manifestation kommt, existiert die Veränderung bereits im Energiekörper. So ziehen sich die „Gewitterwolken" für einen „urplötzlich" eingetretenen Herzinfarkt auf energetischer Ebene schon lange vorher in Form eines permanenten energetischen Ungleichgewichts zusammen.

Das Ehepaar Kirlian[9] bewies mit seinen Hochfrequenzfotografien, daß diese Energiekörper tatsächlich existieren. Auf solchen Fotografien kann man sehen, welche Körperregionen energetisch unterversorgt sind.

Kenntnisse über die Energieversorgung des Menschen hatten bereits alte Hochkulturen schon vor Tausenden Jahren. Nach und nach findet man wieder mehr Zugang zu diesem archaischen Wissen um unsere Energie. Durch die Entwicklung unserer modernen Wissenschaft wird es immer mehr möglich, dieses Wissen zu bestätigen.

„Der Mensch – eingebettet in einer Galaxie an Energien und Schwingungen"

Sichtbar ist nur unser *physischer Körper,* um den allein sich oftmals alle Sorge und Pflege konzentriert. Er ist jedoch umgeben vom *Ätherkörper,* in dem sich Vorgänge im physischen Körper immer vorankündigen.

Der Ätherkörper besitzt etwa die gleiche Ausdehnung und Gestalt wie der physische Körper. Er nimmt Energien auf und leitet sie dem physischen Körper über Chakren und Meridiane zu.

Der *Emotionalkörper* ist der Träger unserer Gefühle und kann sich je nach Entwicklung mehrere Meter um den Menschen herum ausdehnen. Auch auf dieser Ebene erfolgt eine Kontaktnahme zwischen Lebewesen: Warum ist uns die Nähe eines fremden Menschen einfach (un-)angenehm?

Jede Gemütsbewegung wird über den Emotionalkörper hinaus in seine *Aura* ausgestrahlt.

Die Energiefrequenzen, die wir aussenden, ziehen gleiche

Energieschwingungen aus der Umgebung an. Das bedeutet, daß wir häufig genau mit den Menschen und Umständen konfrontiert werden, die uns die Bereiche widerspiegeln, an denen wir selber noch zu arbeiten hätten. Habe ich als Empfänger nicht die Wellenlänge des Problems, wird mich das Problem auch nicht erregen. Solange ich für mich das Problem nicht gelöst habe, werde ich Probleme auf dieser Wellenlänge immer empfangen. So entstehen zum Beispiel bei einer Person in unterschiedlichen zwischenmenschlichen Beziehungen immer wieder gleichgelagerte Probleme, bis die Person an der Ursache der Probleme zu arbeiten beginnt.

Der *Mentalkörper* ist eiförmig, hat eine höhere Schwingung als die bereits erwähnten Energiekörper und eine noch größere Ausstrahlung. Hier sind Gedanken, Ideen und intensive Erkenntnisse gespeichert.

Der *spirituelle Körper* besitzt die höchste Schwingungsfrequenz und kann bei erleuchteten Menschen eine Ausstrahlung über mehrere Kilometer erreichen. Über den spirituellen Körper erfahren wir die innere Einheit mit allem Leben, und er ist jener göttliche Teil, der unsterblich ist.

Streßauslösende Reize beeinflussen alle unsere Energieebenen. Sie blockieren einfach den Energiefluß, „es läuft nichts".

Damit erklärt sich auch, warum jemand auf andere Menschen Unruhe „ausstrahlt": Auf den verschiedensten Ebenen erfolgen Kommunikationsprozesse. Eine gestreßte, unausgeglichene Mutter wird kaum ein ruhiges und ausgeglichenes Kind haben können. Auch die Unruhe einer/eines Lehrerin/Lehrers überträgt sich auf die Schüler. Daraus ergibt sich, daß die Auseinandersetzung mit „meinem Streß" sowohl für mich persönlich als auch für die Menschen in meiner Nähe gewinnbringend ist.

Aufbau des Energiesystems

Die Chakren

Das Wort „Chakra“, was soviel wie „Rad“ bedeutet, stammt aus dem Sanskrit.

Chakren sind Zentren, die Energien aufnehmen und in den Körper verteilen. Die über den Ätherkörper aufgenommene Energie wird in Energiekanäle geleitet, die „Nadis“ oder **Meridiane** genannt werden. Die Lebensenergie ist allen Körperfunktionen übergeordnet. Jedes Körpersystem kann seine Aufgabe nur dann richtig erfüllen, wenn es im richtigen Maß mit Energie versorgt wird. Disfunktion und Schmerz sind der Schrei des Gewebes nach fließender Energie,[10] das heißt, Schmerz und Disharmonie entstehen durch ein Zuviel oder Zuwenig an Energie. Aus dem Wissen um diese Meridiane entwickelten sich z. B. Akupunktur, Akupunktmassage und Akupressur.

Der Sitz der Chakren ist im Ätherkörper des Menschen

Wir kennen **sieben Hauptchakren** und eine große Anzahl von **Nebenchakren.** Jedes dieser sieben Hauptchakren steht in einem bestimmten Zusammenhang mit Hormondrüsen im endokrinen System des Körpers und beeinflußt die Hormontätigkeit.

Die Chakren ähneln trichterförmigen Blütenkelchen, die an der Wirbelsäule entspringen und durch einen Energiekanal direkt zur Körpervorderseite verlaufen. Sie befinden sich in einer ständig kreisenden Bewegung und haben je nach Sitz eine verschiedene Anzahl an Blütenblättern. Fangen sie an, sich langsamer zu drehen, beginnt die Energie im Körper langsamer zu fließen, was in der Folge Krankheit und Alterung nach sich zieht.

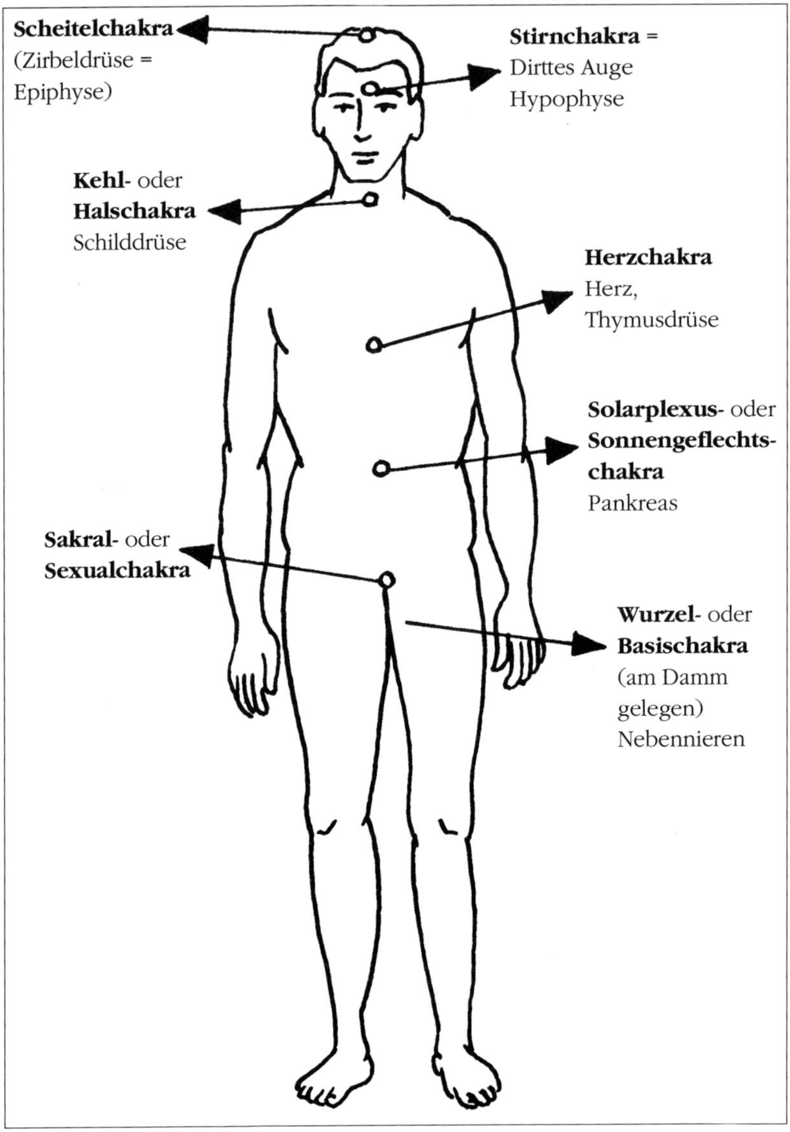

Abb. 1 Die Lage der Chakren.

In jedem Chakra sind alle Farbschwingungen vorhanden, wobei jedoch immer eine bestimmte Farbe dominiert:[11]

1. Wurzelchakra

Dieses Chakra befindet sich an der Basis der Wirbelsäule und wird auch mit unseren Nebennieren in Verbindung gebracht. Es ist für den Fluß unserer Lebensenergie zuständig. Zieht man den Vergleich mit einem Baum, so würde dieses Chakra den Wurzeln entsprechen.

Ein gesundes Wurzelchakra strahlt ROT. Es ist dies der Ausdruck von Kraft und Lebensfreude. Die Farbe Rot wird allgemein als anregend empfunden und gibt müden Menschen Kraft.

2. Sakralchakra oder Sexualchakra

Dieses Chakra entspringt im Bereich des Kreuzbeins und öffnet sich nach vorne in Höhe von etwa zwei Querfingern oberhalb des Schambeins. Die zugeordneten Drüsen sind die Keimdrüsen. Hier liegt das Zentrum ursprünglicher sexueller Energie.

Die vorherrschende Farbe ist ORANGE.

3. Solarplexuschakra

Dieses Chakra liegt etwa zwei Querfinger oberhalb des Nabels. Es steht mit dem autonomen Nervensystem, der Bauchspeicheldrüse und der Leber in Verbindung. Da es unser mächtigstes Kraftzentrum ist, wird es auch als „Powerchakra" bezeichnet.

Es beeinflußt unseren Stoffwechsel.

Ein kraftvolles Solarplexuschakra bewirkt, daß wir das Gefühl haben, daß wir in unserer Umwelt aktiv agieren und steuern und sie klar durchschauen und verstehen. Wir nehmen mit dem Solarplexuschakra die Schwingungen anderer Menschen wahr.

Das Solarplexuschakra schwingt GELB.

4. Herzchakra

Es liegt in Höhe des physischen Herzens in der Körpermitte und wird mit der Thymusdrüse in Verbindung gebracht. Diesem Chakra werden die Farben GRÜN oder ROSA zugeordnet. Es beeinflußt das Herz, den Blutkreislauf und den gesamten Brustbereich.

Es wird auch mit dem Wunsch nach Ausgeglichenheit, Herzlichkeit, Zufriedenheit und Harmonie in Verbindung gebracht.

Bei einer Gebärenden öffnet sich dieses Chakra besondes weit.

Das Herzchakra bildet eine Verbindung zwischen den unteren physischen Chakren und den oberen geistigen Chakren. Hier liegt das Zentrum wahrer, bedingungsloser Liebe.

5. Kehlkopfchakra = Schilddrüsenchakra

Es befindet sich im vorderen unteren Halsbereich und steht mit der Schilddrüse und der Nebenschilddrüse in Verbindung. Ein kräftig BLAU strahlendes Chakra ermöglicht es, uns (stimmmlich) auszudrücken, in Kommunikation zu treten. Es befähigt aber auch, Klänge aus anderen (nicht-physischen, spirituellen) Dimensionen wahrzunehmen.

6. Stirnchakra = „Drittes Auge"

Es sitzt an der Basis des Gehirns und steht mit der Hirnanhangsdrüse (Hypophyse) in Verbindung. Es ist zwischen den Augenbrauen lokalisiert. Die Hypophyse steuert die Hormontätigkeit aller anderen Hormondrüsen.

Dieses Chakra wird mit Selbstachtung und Stolz in Verbindung gebracht, aber auch mit der Fähigkeit für Visionen. Man bekommt Impulse aus einer feinstofflichen Ebene und aus unerklärlichen Quellen.

7. Scheitelchakra = Kronenchakra = Tausendblättriger Lotus.

Es strahlt PURPUR und WEISS.

Dieses Chakra befindet sich auf der Schädeldecke und steht mit Gehirnfunktionen, besonders auch mit der Zirbeldrüse (Epiphyse) in Verbindung. Es ist mit allen anderen Chakren verbunden. Hier befindet sich die unendliche Quelle und die Mündung aller Chakrenergien. Durch die Entfaltung des siebenten Chakras werden Blockaden in anderen Energiezentren gelöst und die Chakren zur maximalen Entfaltung gebracht. Erkenntnis und Wahrheit öffnen sich in der Verbindung mit dem göttlichen Sein.

Je freier die Energie im Körper fließen kann und je bewußter ein Mensch ist, desto größer und farbintensiver werden die Chakren und umso mehr vergrößert sich ihre Drehgeschwindigkeit; das heißt, umso mehr Energie kann aus verschiedenen Energiequellen aufgenommen und dem Körper zunutze gemacht werden.

Das Meridiansystem

Die Meridiane sind Energiekanäle und bilden in unserem Körper ein fest vorgegebenes, zusammenhängendes Leitungssystem, das teilweise im Unterhautgewebe an die Oberfläche unsereres Körpers führt.

Wird dieses System auch nur an einer einzigen Stelle durch einen mechanischen, biochemischen oder psychischen Reiz unterbrochen, so hat dies Auswirkungen auf das gesamte System. Es kommt zu einem energetischen Ungleichgewicht wie in einem abgeknickten Gartenschlauch.

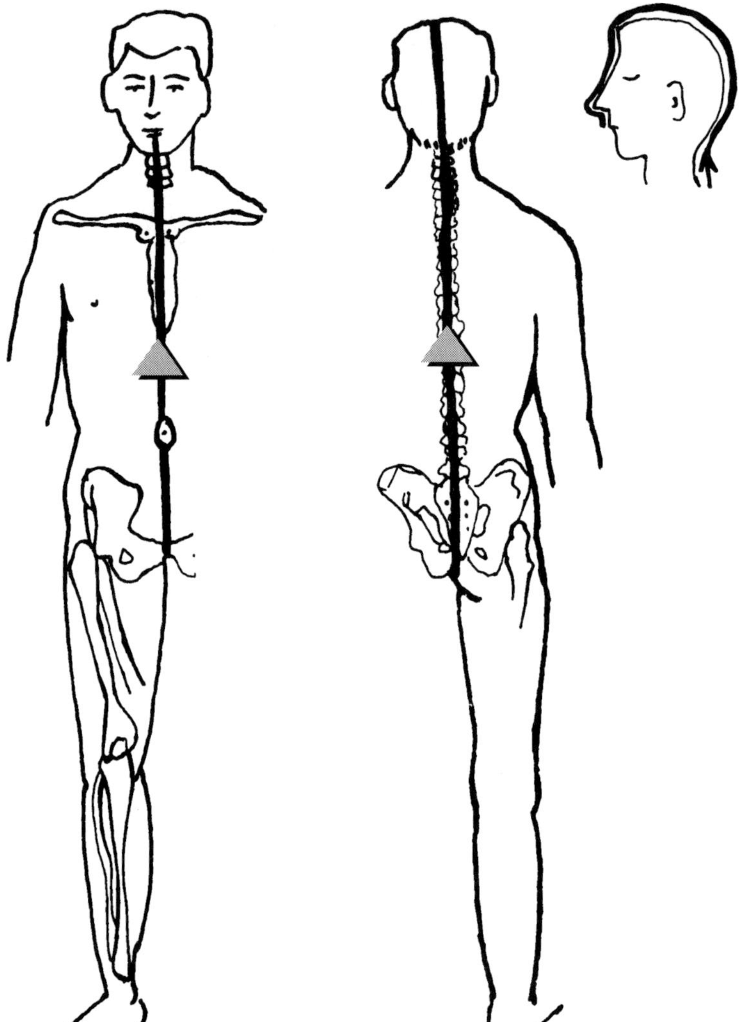

Zentralgefäß **Gouverneursgefäß**

In unserem Körper befinden sich **zwölf Hauptmeridiane** und **zwei Steuermeridiane** (Zentralgefäß und Gouverneursgefäß, siehe Abb.2), sowie unzählige Nebenmeridiane. Die Meridiane haben Verbindung zu bestimmten Organen und Muskeln, ebenso sind ihnen bestimmte Emotionen zugeordnet. Entlang der Meridiane sind bestimmte Punkte, die stimuliert werden können (z. B. durch Akupunktur oder Akupressur), um den Energiefluß wieder anzuregen.

Streß behindert den Energiefluß im Meridiansystem.

Möglichkeiten, den blockierten Energiefluß wieder in Gang zu bringen

Streßabbau – unsere Einstellung ist entscheidend

Streßabbau wird hier unter einem ganzheitlichen (holistischen) Verständnis betrachtet: Nicht der Arzt oder Therapeut, sondern der Mensch (nicht der „Patient") übernimmt die Verantwortung für sein Wohlergehen und seine Gesundheit.

Wagen wir es, anders zu sein und kalkuliertes Risiko auf uns zu nehmen. Anstatt Lebenskrisen können wir Chancen zur Veränderung in die erwünschte Richtung sehen, anstatt Leid können wir Freude über Veränderung und inneres Wachstum spüren.

Die nachfolgend beschriebenen Möglichkeiten zur Veränderung sind eigentlich ganz einfach, doch sie verlangen eine *konsequente Anwendung*. Es fällt jedoch vielen Menschen sehr schwer, diese Form der Verantwortung für sich zu übernehmen: „Die Menschen verdrießt's, daß das Wahre so einfach ist. Sie sollten bedenken, daß sie genug Mühe haben werden, es praktisch zu ihrem Nutzen anzuwenden." (J.W.v.Goethe)

„Der Glaube kann Berge versetzen"

Es zeigt sich immer wieder, daß unsere Einstellung und unsere Erwartung unser Handeln entscheidend beeinflussen. In der Wissenschaft versucht man, diesen Erwartungseffekt nach Möglichkeit auszuschalten, was aber vermutlich nie vollständig gelingen wird. Besonders beachtenswert sind hier Forschungsergebnisse von Rosenthal,[12] der beschreibt, daß die Ergebnisse von Lernexperimenten mit Ratten durch die Erwartungshaltung der Versuchsleiter beeinflußt wurden, je nachdem, ob man dem jeweiligen Versuchsleiter gesagt hatte, seine Ratten seien besonders lernfähig oder wenig lernfähig.

Ein anderes Phänomen ist die in der Literatur beschriebene[13] „sich-selbst-erfüllende Prophezeiung": Die Erwartungshaltung einer Person beeinflußt das Ergebnis: Wenn sie daran glaubt, etwas verändern zu können, wird ihr dies eher gelingen, als wenn sie von Beginn an auf Mißerfolg und Unveränderlichkeit programmiert ist.

Auch in der Fachliteratur beschreiben verschiedene Autoren zu einer Problemstellung oftmals mehrere erfolgreiche Therapiemöglichkeiten, die einander sogar teilweise widersprechen, jedoch alle sind erfolgreich (die Legasthenikertherapie bietet hier ein typisches Beispiel).

Werden diese Effekte in der wissenschaftlichen Literatur oftmals auch als unerwünscht dargestellt, so sind sie für uns auch eine große Chance: Wir können erkennen, von welch entscheidender Bedeutung unsere innere Einstellung und Erwartung für die Erreichung unserer Ziele ist! So bekommen auch Jesu Worte „Dein Glaube hat dich geheilt"[14] eine besondere Bedeutung.

Es gibt viele gute Möglichkeiten, durch Streß blockierte Energie wieder in Fluß zu bringen (vgl. „Triade der Gesundheit"). Mit den nachfolgend beschriebenen Möglichkeiten haben die Verfasser sowohl an sich selber als auch bei der Arbeit mit anderen Menschen sehr gute Erfahrungen gemacht. Alle diese Techniken haben ein *Ziel,* den im Meridiansystem *geblockten Energiefluß* (wieder) *in Gang zu bringen*. Es sollte keine Wertung vorgenommen werden, welches die „richtige“ Methode ist, denn viele Wege führen zum Ziel. Entscheidend für den Erfolg ist, den Weg zu wählen, der der innersten Überzeugung und dem inneren Fühlen am besten entspricht.

Angewandte Kinesiologie

Was ist Angewandte Kinesiologie?

Der Energiefluß spiegelt sich unter anderem auch in unserem „kinetischen System“, unserem Muskelsystem mit seiner polaren Funktion, dem Anspannen und Entspannen, wider. Wir nehmen diesen Fluß zeitweise auch bewußt wahr: Haben wir etwas Schönes erlebt, fühlen wir uns stark, kräftig und leistungsfähig, haben wir etwas Trauriges, Deprimierendes, Unangenehmes erlebt, fühlen wir uns kraftlos, lustlos, niedergeschlagen, blockiert, unruhig und unfähig, uns auf eine Arbeit zu konzentrieren. Bevor jemand eine unangenehme Nachricht überbringt, sagt er häufig zum Empfänger dieser Nachricht: „Setz dich zuerst nieder!“

In den frühen sechziger Jahren entdeckte der Chiropraktiker Dr. G. Goodheart, daß sich die Feststellung geringer *Veränderungen der Muskelkraft* als ein sehr genaues *Körper-Feed-Back-System* eignet. Ferner fand er heraus, daß gewisse Muskeln Verbindungen zu ganz bestimmten Energiebahnen (Meridianen) und Organen haben, eine „Wiederentdeckung“, um die die chinesische Medizin schon vor 3000 Jahren wußte. Die Veränderung der Muskelkraft wird mit einem sehr feinen Muskeltest[15] festgestellt, der auch vom Laien nach einiger Übung erlernbar ist.[16]

Dr. Goodheart nannte seine Entdeckung „ANGEWANDTE KINESIOLOGIE. John F. Thie entwickelte daraus eine auch vom Laien relativ leicht erlernbare Methode: „TOUCH FOR HEALTH“ *(Gesund durch Berühren).* Mittels einfacher Korrekturmaßnahmen, wie z. B. durch Massage bestimmter Körperpunkte, kann das Energieungleichgewicht korrigiert werden. Ein neu gewonnenes *Energiegleichgewicht* führt häufig zu einem verbesserten physischen und psychischen Wohlbefinden.

Dem Thema Lernen im weiteren Sinne wandte sich Dr. Paul Dennison zu. Er entwickelte aus der Angewandten Kinesiologie und Touch for Health die EDU-KINESIOLOGIE und daraus dann später BRAIN GYM, ein System von einfachen Bewegungsübungen, die von Erwachsenen und Kindern auch im Alltag gut angewendet werden kann. Ein zentrales Thema dabei ist die Integration der Großhirnhälften.

Allgemeine Übungen zur Verbesserung des Energieflusses

Eine Reihe von Übungen, die man regelmäßig (am besten mehrmals täglich) machen sollte, verbessern den Energiefluß im Körper wesentlich. Man könnte sie als Maßnahme zur *energetischen Hygiene* oder als *energetisches Training* bezeichnen, denn sie wirken, in der Streßsituation angewendet, wesentlich besser, wenn der Körper diese Übungen bereits erkennt. Ein Sportler muß auch rechtzeitig mit dem Training beginnen, um in der Wettkampfsituation (= Streßsituation) gute Leistungen erbringen zu können.

Gleichzeitige Massage der Gehirnknöpfe und des Bauchnabels führt zur **Verbesserung des Energieflusses zwischen der linken und der rechten Gehirn- bzw. Körperhälfte.**

Dazu wird eine Hand auf den Bauchnabel gelegt, während die andere Hand die beiden Endpunkte des Nierenmeridians (= Ni 27) leicht massiert. Ein mehrfacher Handwechsel ist vorteilhaft.

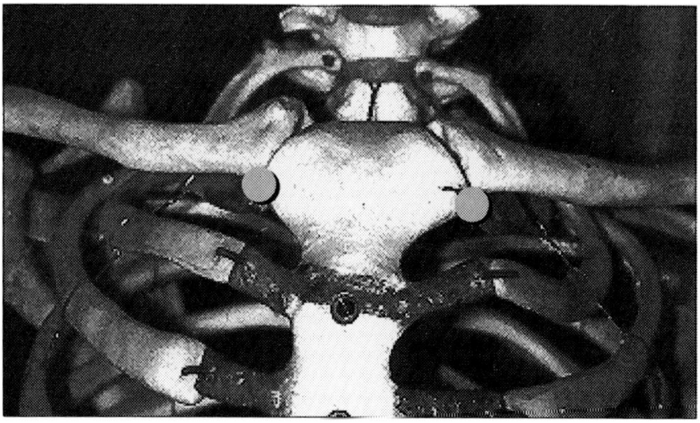

Abb. 3 Lage der Akupunkturpunkte Niere 27.

Gesteigert wird der Wert dieser Übung noch, indem die Augenäpfel liegenden Achtern folgen.

Diese Übung führt zu einer verbesserten geistigen Leistungsfähigkeit und einer verbesserten Rechts-links-Körperkoordination.

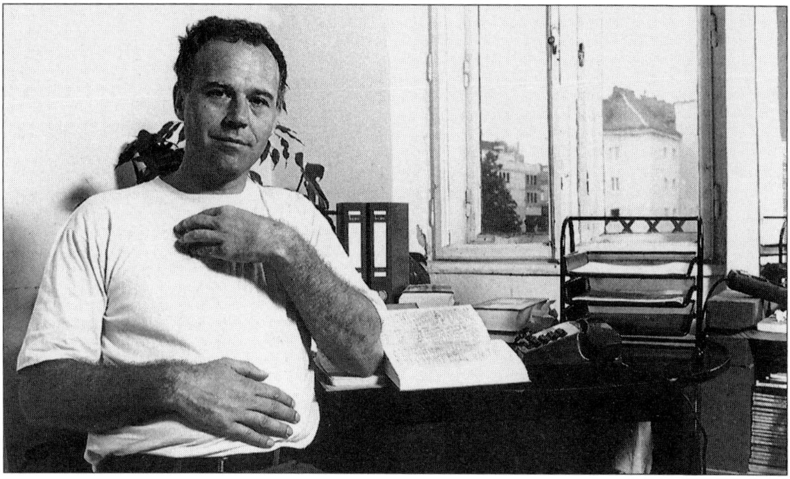

Abb. 4 Stimulation zur Zusammenarbeit der beiden Gehirn- bzw. Körperhälften.

Schließen Sie die Augen und konzentrieren Sie sich ganz auf Ihren Körper!

Der **vertikale Energiefluß** (z. B. das Zusammenspiel von Kopf und Körper) wird durch folgende Übung verbessert:

Der Zeigefinger einer Hand liegt auf der Oberlippe, der Mittelfinger der gleichen Hand auf der Unterlippe, während die andere Hand wiederum auf dem Bauchnabel ruht.

Ober- und Unterlippe werden nun leicht massiert. Es ist vorteilhaft, mehrmals die Hände zu wechseln.

Durch die Massage von Ober- und Unterlippe wird eine Verbindung zwischen dem Zentralgefäß und dem Gouverneursgefäß hergestellt (siehe Abb. 5).

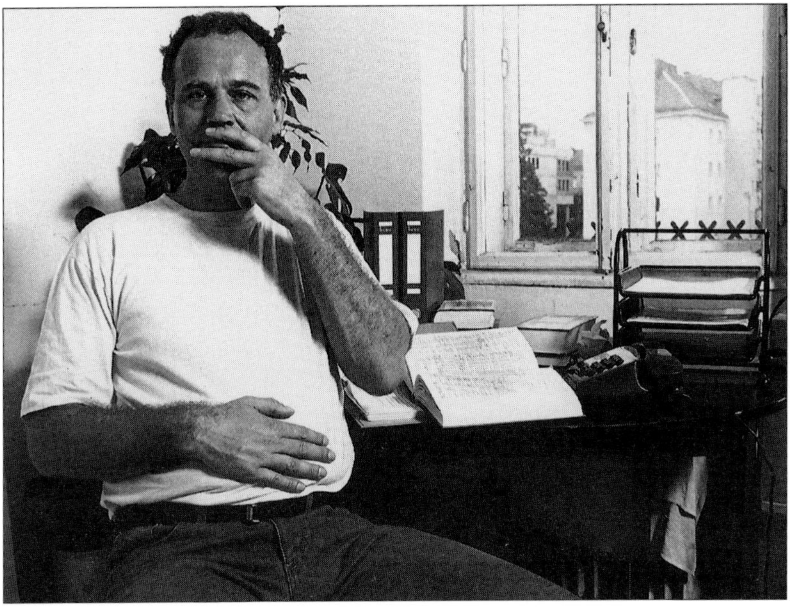

Abb. 5 Stimulation des vertikalen Energieflusses.

Die nachfolgend beschriebene Übung verbessert den **horizontalen Energiefluß:**

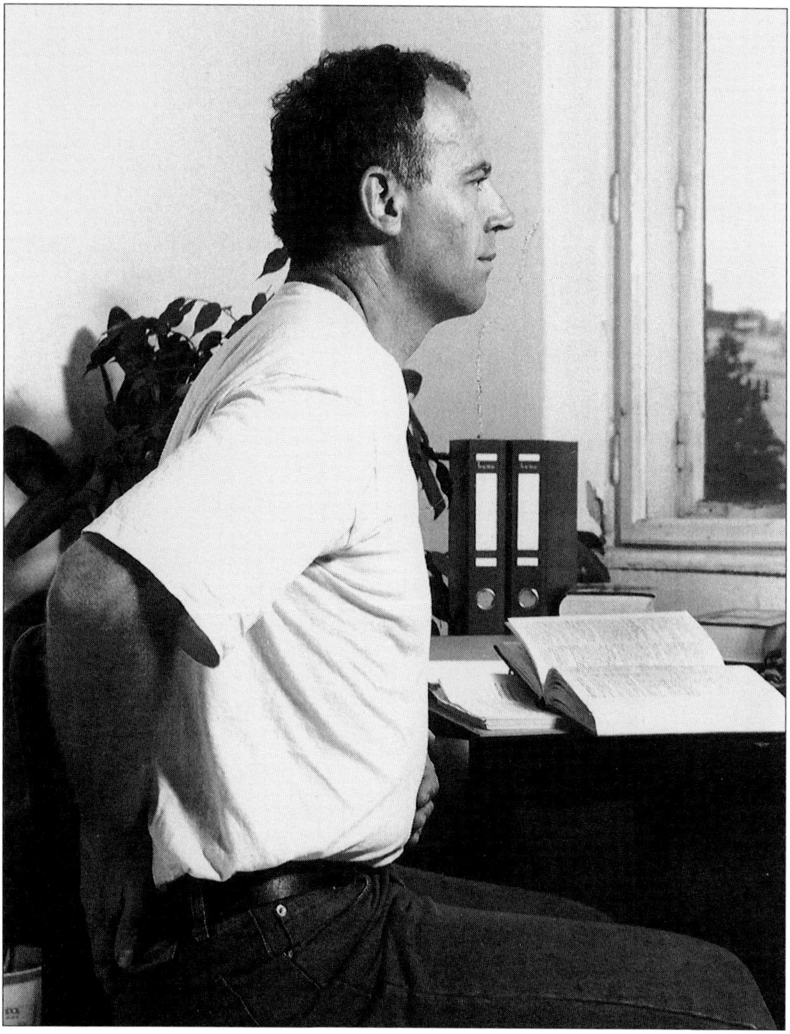

Abb. 6 Stimulation des horizontalen Energieflusses.

Eine Hand wird wiederum auf den Bauchnabel gelegt, mit der anderen Hand wird der Kreuzbeinbereich massiert. Auch hier erfolgt ein Handwechsel. Diese Übung empfinden Menschen mit Beschwerden im Kreuzbeinbereich häufig als besonders angenehm.

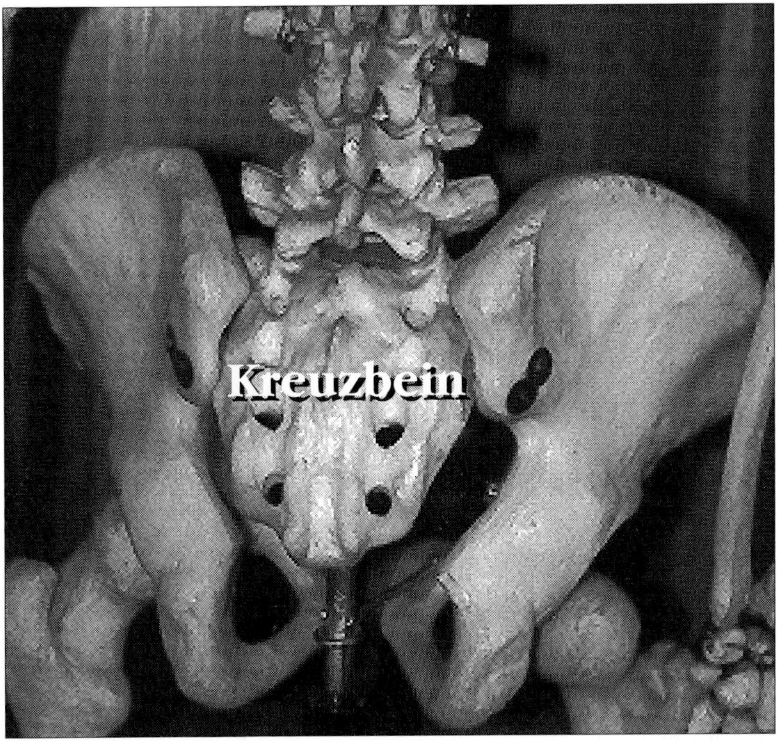

Abb. 7 Lage des Kreuzbeins.

Eine sehr angenehme Variante dieser drei Übungen besteht darin, daß man sich auf den beschriebenen Punkten von einer anderen Person massieren läßt.

Integration der beiden Großhirnhemisphären

Die Integration der beiden Gehirnhälften ist von grundlegender Bedeutung, wenn man weiß, daß die beiden Großhirnhälften zwar anatomisch gleich aufgebaut sind, aber eine unterschiedliche Funktion haben.

Analytische Hemisphäre:
Dies ist bei den meisten Menschen die linke Gehirnhälfte. Sie ist Sitz der Sprache, sie analysiert, zerlegt in einzelne Teile, erkennt Details, strukturiert, ordnet, wertet, versucht . . . Bei den meisten Menschen ist dies auch die dominante Hemisphäre.

Ein Wald mit der analytischen Hemisphäre betrachtet, besteht aus lauter *einzelnen* Bäumen.

Gestalthemisphäre:
Bei den meisten Menschen ist dies die rechte Gehirnhälfte. Sie erfaßt eine Situation ganzheitlich, fügt zusammen und wertet nicht.

Ein Wald mit der Gestalthemisphäre betrachtet, ist zum Beispiel „schön“ und wird in seiner *Gesamtheit* gesehen.

Es ist klar, daß der Mensch beide Gehirnhälften braucht, um sich in unserer Welt erfolgreich zurechtzufinden, je nachdem, ob eher eine analytische oder eine ganzheitliche Erfassung einer Situation erforderlich ist.

Viele Probleme entstehen aber dadurch, weil jemandem nicht situationsgerecht die Leistungen *beider* Gehirnhälften zur Verfügung stehen, sondern eine Situation entweder nur analytisch oder nur ganzheitlich betrachtet wird.

Was ist zu tun?

Da die rechte Großhirnhälfte die linke Körperhälfte und die linke Großhirnhälfte die rechte Körperhälfte steuert, erfordert ein Gehen im Kreuzschritt das Zusammenspiel der beiden Gehirnhälften (siehe auch S. 53, 3. Absatz).

Um dieses Zusammenspiel zu trainieren, geht man im Kreuzschritt und summt dabei ohne zu denken, also keine bekannte Melodie.

Wer Schwierigkeiten mit der Zusammenarbeit seiner beiden Gehirnhälften hat, wird auch bei dieser Art des Gehens Probleme bekommen; Kinder werden sich unter Umständen einfach weigern, so zu gehen. Gerät man unter Streß, kann diese Zusammenarbeit wieder unterbrochen werden.

Dazu ein Beispiel: Ein junges Mädchen geht im Kreuzschritt. Es erweckt die Aufmerksamkeit von Burschen, die dem Mädchen nachrufen. Dadurch gerät das Mädchen derart unter Streß, daß es völlig aus dem Schritt kommt, bzw. das automatische Gehen im Kreuzschritt in ein kontrolliertes Gehen übergeht.

Die Verfasser konnten Menschen kennenlernen, die immer dann, wenn sie zum Beispiel vor einer größeren Menschenmenge einen Vortrag halten, unmittelbar vor dem Vortrag solche Kreuzübungen machen und von ihrer Wirkung absolut überzeugt sind.

Der „Liegende Achter“

Der „Liegende Achter“ ist ein altes Symbol der Unendlichkeit. Praktisch angewendet, fördert er den Energiefluß im Körper. In der EDU-KINESIOLOGIE wird er zur Integration der beiden Großhirn- bzw. Körperhälften verwendet.

Überenergieübung[17]

(Wayne-Cook-Methode)

Mit dieser Übung bringt man alle Energiekreisläufe des Körpers gleichzeitig in Verbindung und die elektrische Körperenergie in Fluß.

Das Achtersitzen eignet sich hervorragend, wenn man sich überdreht, unruhig, unkonzentriert oder verspannt fühlt. Diese Technik läßt sich auch sehr gut mit Gruppen durchführen und unterstützt eine konzentriertere Arbeitsatmosphäre.

So wird die Übung gemacht:

1.Teil

Man legt den rechten Fuß auf das linke Knie und faßt mit der linken Hand um den rechten Knöchel. Mit der rechten Hand hält man sich zwischen dem Groß- und Kleinzehballen.

Für manche Menschen ist es besser, wenn sie die Übung umgekehrt machen, also linken Fuß auf das rechte Knie . . .

Diese Stellung wird mindestens 1 Minute beibehalten, während die Zunge auf dem Gaumen[18] ruht und man mit geschlossenen Augen tief atmet.

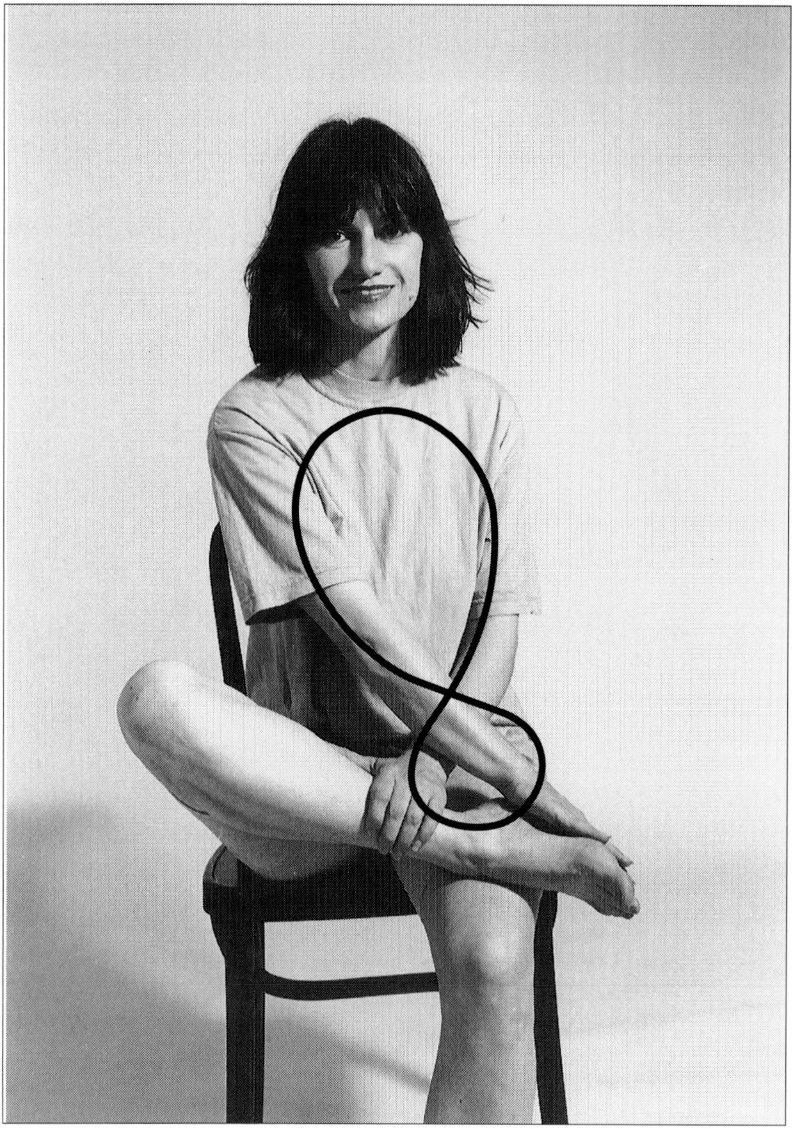

Abb. 8a   1. Teil der Überenergieübung nach Wayne-Cook.

2.Teil

Es werden beide Beine auf den Boden gestellt, man atmet eine Minute tief, während sich die Fingerbeeren sanft berühren. Es ist dies eine symbolische Kontaktnahme der beiden Gehirnhälften.

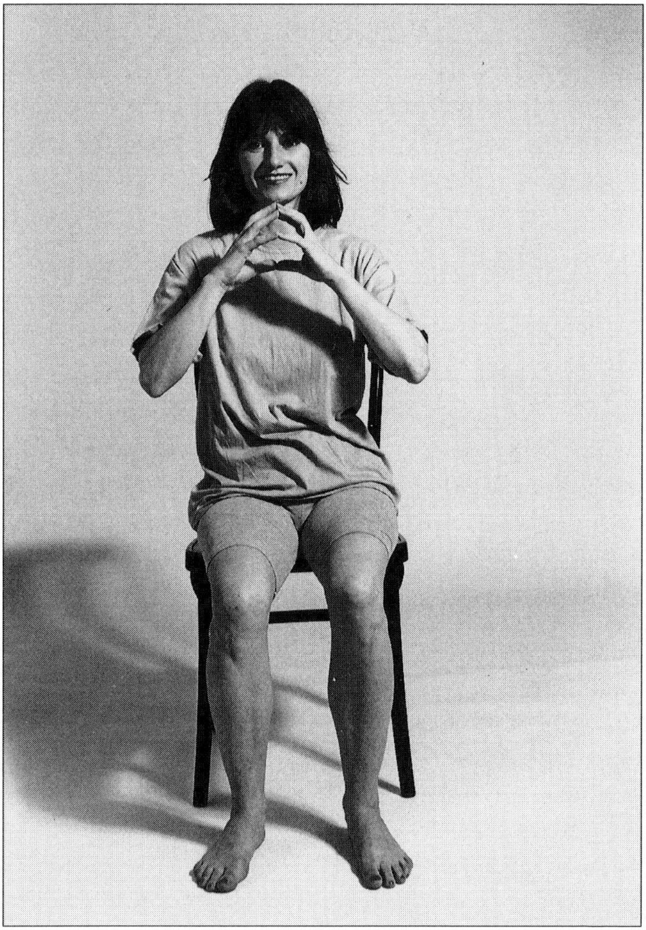

Abb. 8b 2. Teil der Überenergieübung nach Wayne-Cook.

Die Wayne-Cook-Übung kann auch im Stehen und im Liegen ausgeführt werden (siehe Abb. 9).

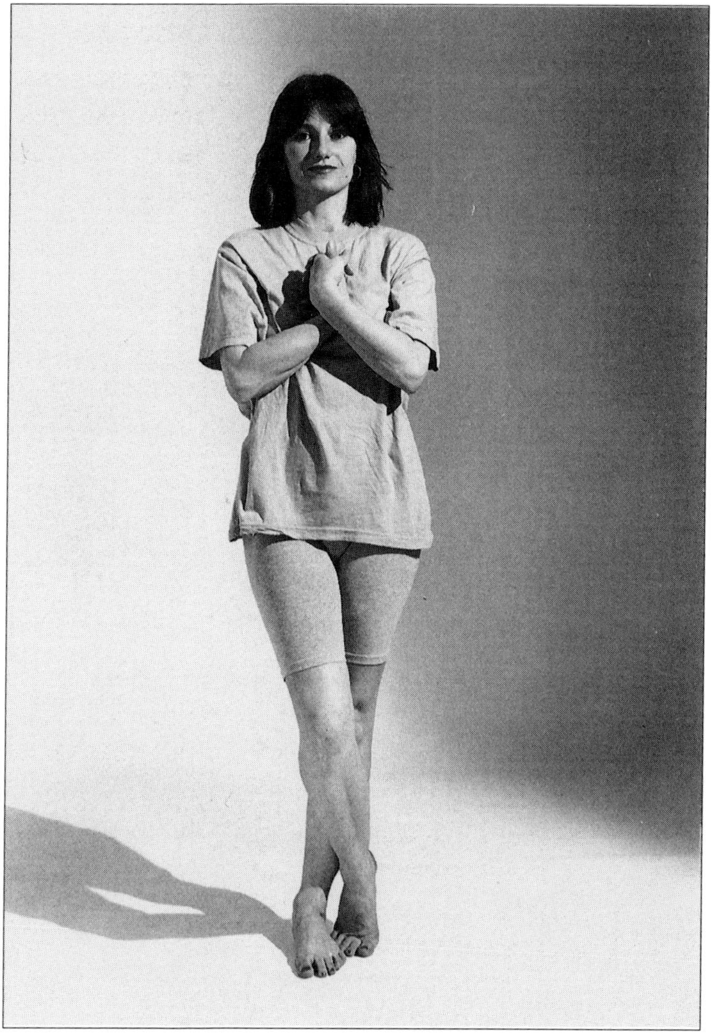

Abb. 9 Wayne-Cook-Übung im Stehen.

Weitere Übungen mit dem „Liegenden Achter“

Malen auf einer senkrechten Fläche in Augenhöhe:
Am besten stellt man sich vor eine Wandtafel oder ein großes Blatt Packpapier (Flip Chart) und malt einen gut schulterbreiten liegenden Achter. Das Kreuz des Achters muß in Augenhöhe und genau vor der Körpermitte (= senkrechte Symmetrieachse des Körpers) sein, die Strichführung muß auf dieser Kreuzung immer nach oben führen, auf den Seiten nach unten.

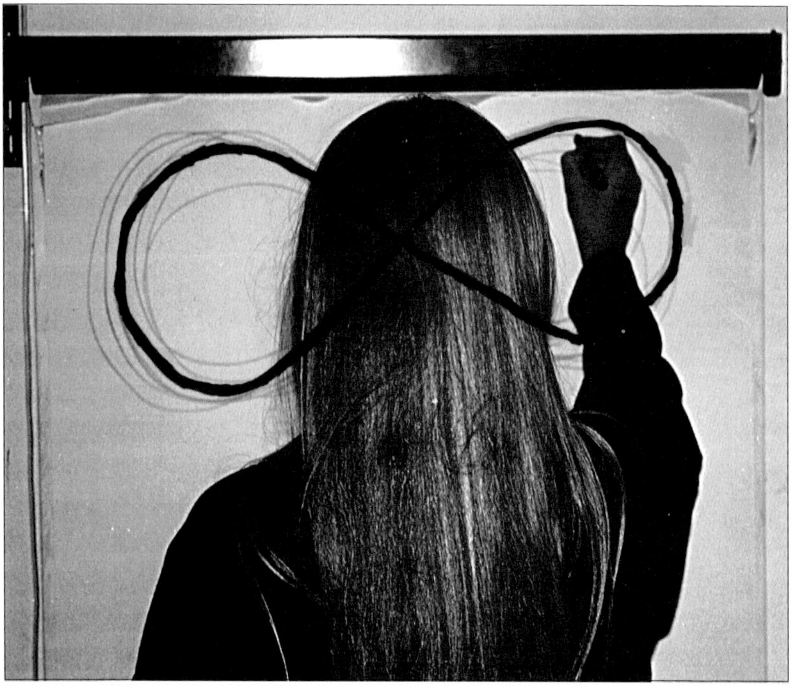

Abb. 10 Malen des Liegenden Achters auf einer Wandtafel.

Die Achterübung kann auch in der Luft gemacht werden. Dazu nimmt man zwischen beide Hände einen Gegenstand als Fixationspunkt, dem die Augen dann folgen und sich so automatisch ebenfalls achterförmig mitbewegen. Für manche Menschen ist diese Augen-Folge-Bewegung (fast) unmöglich.

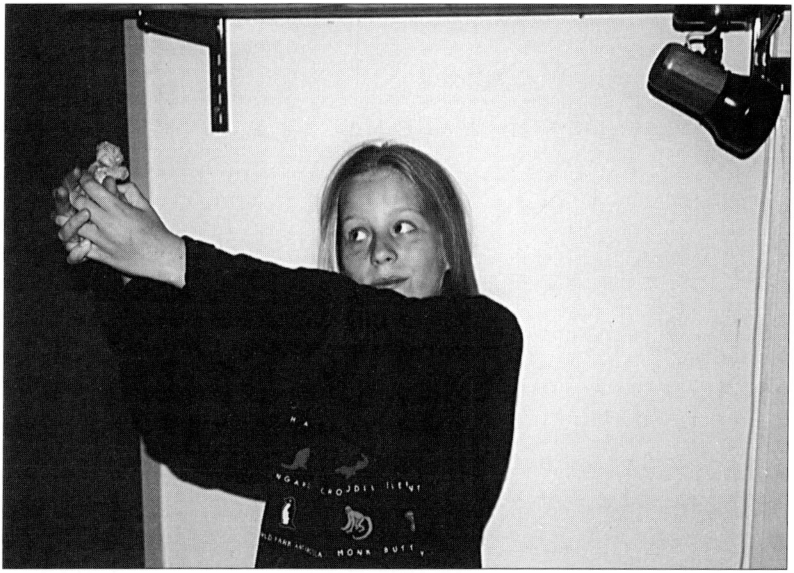

Abb. 11 „Malen" des Liegenden Achters in der Luft. Das Kuscheltier in der Hand dient als Fixationspunkt, dem die Augen folgen sollen.

Die Achterübung verbessert auch den Fluß der Handschrift, wie aus der nachfolgenden Schriftprobe eines 12jährigen Jungen erkennbar ist:

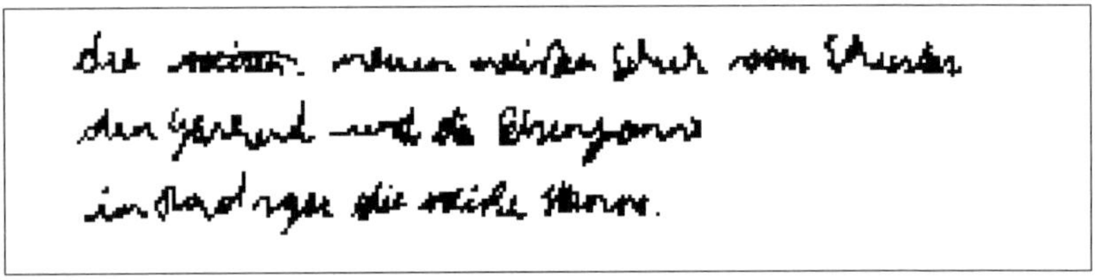

Abb. 12a Bernhards Schrift vor der Achterübung.

Bernhards Schrift ist schwer leserlich und wirkt verkrampft; das Schreiben ist für ihn mühsam und bereitet ihm natürlich auch keine Freude.

Nach dem Zeichnen von liegenden Achtern an der Tafel sieht die Schrift von Bernhard einige Minuten später so aus:

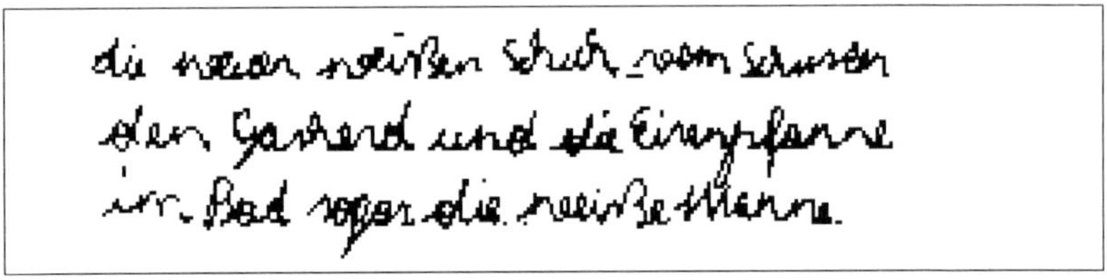

Abb. 12b Bernhards Schrift nach der Achterübung.

Interessant ist die Antwort Bernhards auf die Frage, was ihm beim Vergleich der beiden Schriftbilder auffalle: Das Schreiben ist schneller gegangen!

Bernhard schrieb tatsächlich schneller und flüssiger. Für ihn ist jedoch nicht die Veränderung des Schriftbildes entscheidend, sondern daß er das für ihn so unangenehme Schreiben schneller hinter sich gebracht hat.

Um eine *anhaltende* Veränderung des Schriftbildes zu erzielen, müssen die Übungen über einen längeren Zeitraum gemacht werden. Unterbleiben diese Übungen, entsteht wieder das alte Schriftbild.

In der Mitte des Liegenden Achters bildet sich ein Kreuz. Dieses Kreuz ist für den Körper ein Zeichen zur Zusammenarbeit der beiden Gehirnhälften. Ist ein Mensch integriert, arbeiten also die beiden Gehirnhälften zusammen, bedeutet dieses Kreuz keinen Streß, wohl aber zwei parallele Linien. Ist jedoch eine Person homolateral, d. h. es arbeitet entweder die rechte oder die linke Gehirnhälfte, bedeutet das Kreuz Streß, nicht aber zwei parallele Linien.

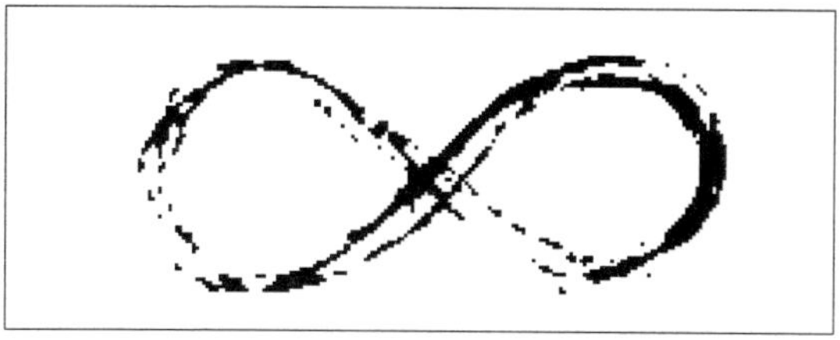

Abb. 13 Das Kreuz in der Mitte des Achters als Zeichen der Zusammenarbeit beider Gehirnhälften.

So stellt sich nun die berechtigte Frage, warum ein Berufsstand, der unter großem psychischem und physischem Streß leidet, eine gestreifte Dienstkleidung verordnet bekommt. Warum finden wir den Streifenlook mehr denn je in der aktuellen Mode und auch zunehmend als Muster auf Polstermöbeln?

Früher war die gestreifte Kleidung die Anstaltskleidung der Sträflinge.

Fährt man lange auf einer Autobahn, so sieht man ständig parallele Streifen: die Straßenmarkierungen und die Straßenbegrenzung.

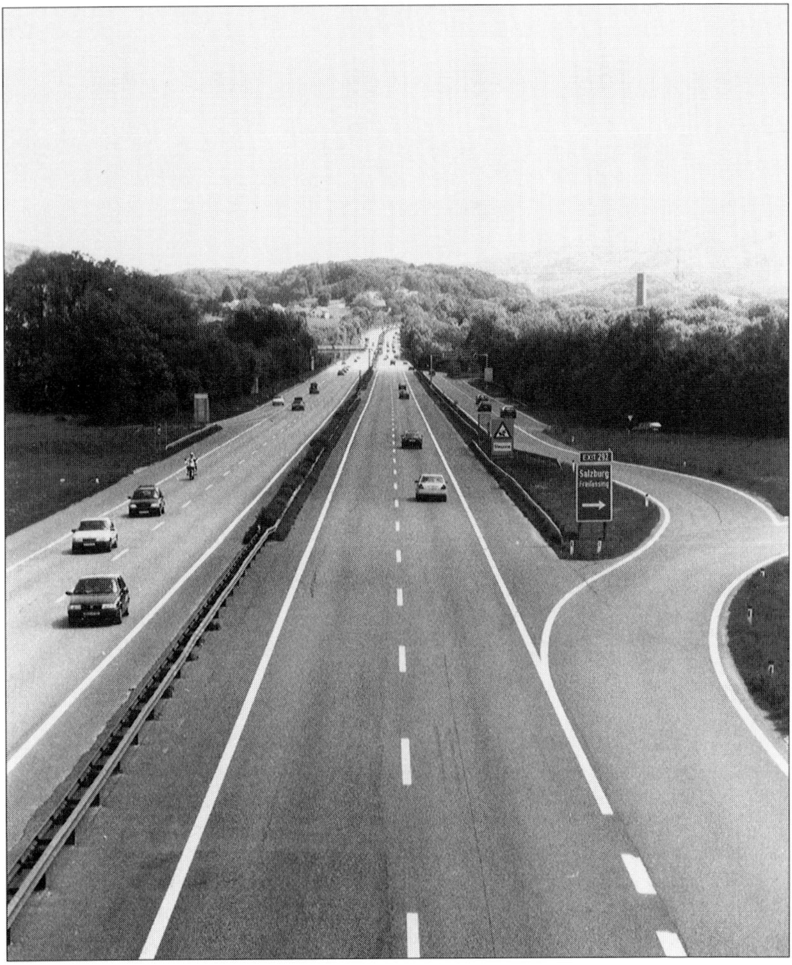

Abb. 14 Parallele Streifen aus der Sicht des Autolenkers.

Für integrierte Menschen, die durch parallele Streifen geschwächt werden, ist es vorteilhaft, sich im Blickfeld innerhalb des Autos ein X anzubringen und in Pausen regelmäßig Überkreuzübungen und Liegende Achter zu machen.

In diesem Zusammenhang berichtete vor einiger Zeit ein Kursteilnehmer von einer interessanten Erfahrung: Er war mehrere Stunden auf der Autobahn gefahren und bereits ermüdet, unter anderem durch den andauernden Blick auf die parallelen Streifen der Fahrbahn. Plötzlich sah er in der Ferne ein Hinweisschild, das mit zwei gekreuzten Balken durchgestrichen war. Der Anblick dieser gekreuzten Balken habe ihm, so der Kursteilnehmer, neue Kraft und Energie gegeben, und er konnte noch einige Stunden weiterfahren.

Technik zur Befreiung von emotionalem Streß (ESR)

Wer kennt sie nicht, die quälenden Gedanken: Man hat ein Problem, von dem man weiß, daß man es im Augenblick nicht lösen kann. Vielleicht ist es drei Uhr früh, man wälzt sich im Bett, niemand ist erreichbar, mit dem man über das Problem sprechen könnte. Den Schlaf würde man dringend benötigen, denn morgen ist ein anstrendender Tag; stattdessen wälzt man sich im Bett von einer Seite auf die andere.

Stirnbeinhöcker

Hilfe und Erleichterung bietet hier oft das sanfte Auflegen der Fingerspitzen auf die Stirnbeinhöcker, die sich auf der halben Verbindungslinie zwischen Augenbrauenmitte und ursprünglichem Haaransatz befinden.

Menschen legen sich häufig dann, wenn sie etwas Streßauslösendes erfahren haben, beziehungsweise etwas in ihnen Streß auslöst, die Hände unbewußt reflektorisch auf die Stirne (vgl. Abb. 15, 16).

Der Chiropraktiker Terrence Bennet fand in den dreißiger Jahren am Kopf bestimmte Punkte (neurovaskuläre Punkte), die die Blutzufuhr zu gewissen Organen beeinflussen. Das Berühren der Stirnbeinhöcker verbessert die Durchblutung im Vorderhirn (ZBAD).

Wenn jemand etwas Streßauslösendes denkt, schlägt der Puls in den Höckern nicht mehr synchron; erzeugen die Gedanken keinen Streß mehr, werden die Schläge wieder synchron, da das

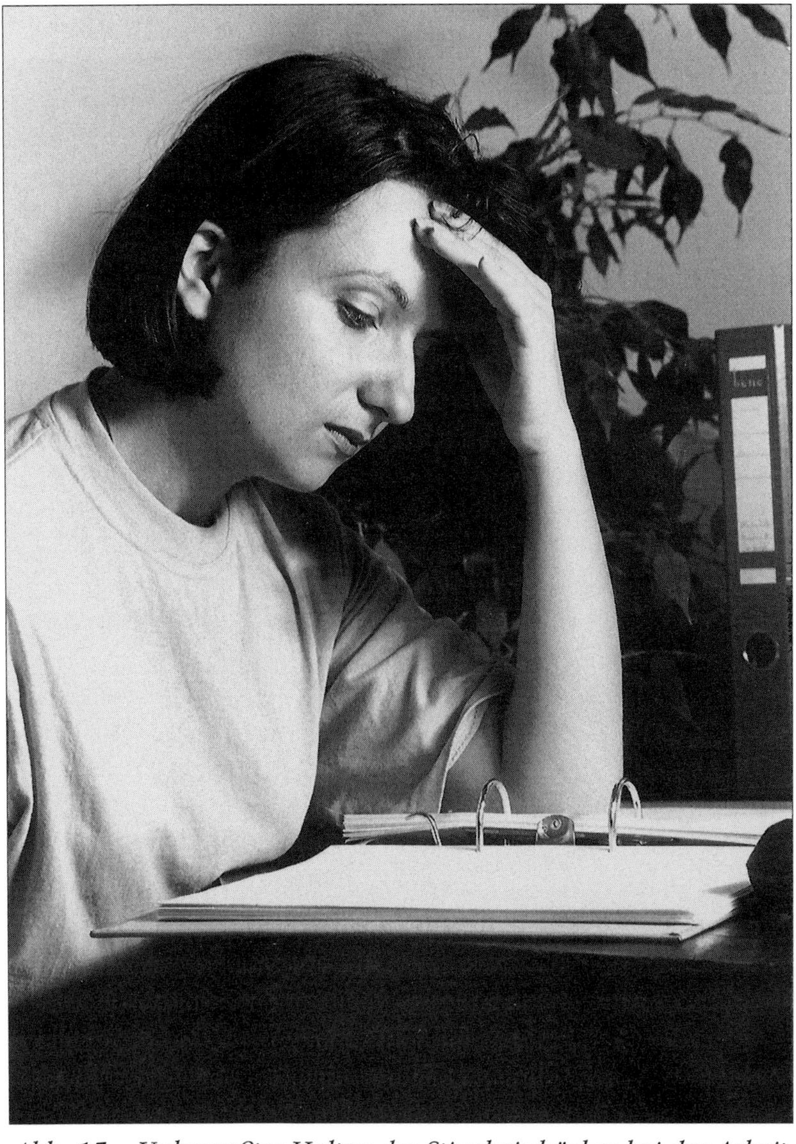

Abb. 15 Unbewußtes Halten der Stirnbeinhöcker bei der Arbeit.

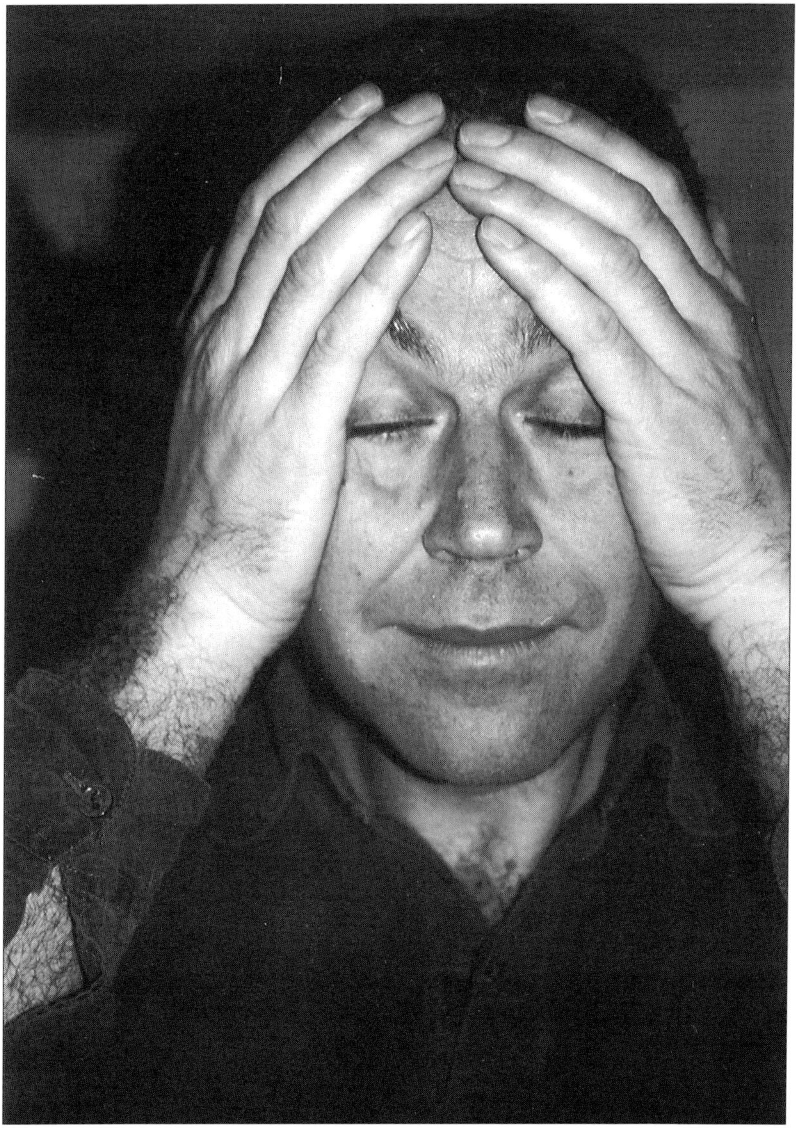

Abb. 16 „Oh, das auch noch . . .“

Blut vermehrt der Großhirnrinde zugeführt wird und diese somit wieder das Nervensystem kontrollieren kann.

Die ESR-Technik soll zunächst nur an einfachen Problemen probiert werden. Man bemüht sich, daß das Thema ganz präsent ist, indem man versucht, es mit allen Sinnen zu erfassen: Hören, Sehen, Spüren, Riechen. Dann hält man beide Händen auf die Stirnbeinhöcker.

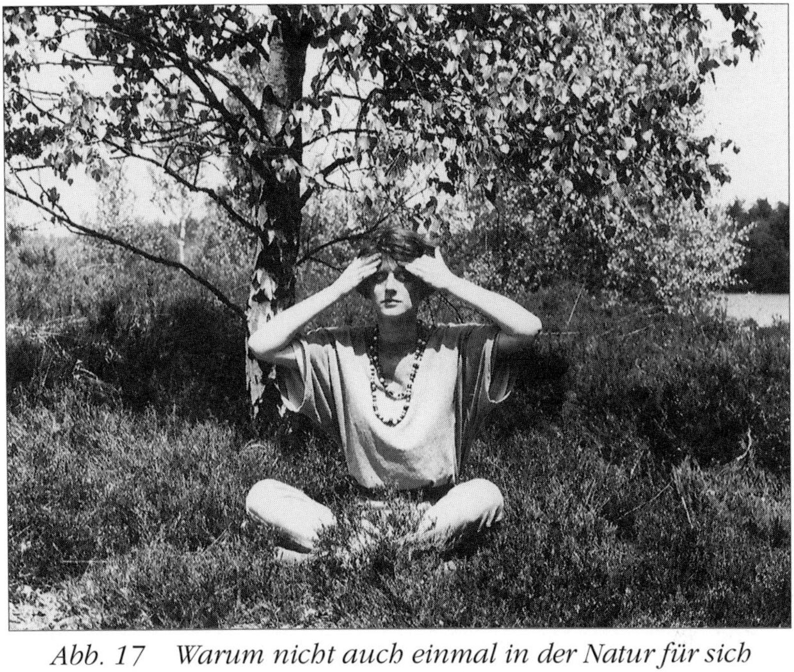

Abb. 17 Warum nicht auch einmal in der Natur für sich etwas Gutes tun?

Viele Menschen empfinden es angenehm, wenn ihnen die Punkte von einer zweiten Person gehalten werden. Dadurch entsteht auch ein Gefühl von Schutz und Geborgenheit. Man kann diese Technik sowohl im Liegen als auch im Sitzen oder Stehen anwenden. Das Halten der Punkte kann zwischen 20 Sekunden und 10 Minuten oder auch länger dauern. Die Punkte sollen auf alle Fälle so lange gehalten werden, bis die Person das Gefühl hat, es reicht.

Am Beginn bleibt man meist leicht beim Thema, mit zunehmender Dauer „flutschen“ die Gedanken weg, wahrscheinlich ist dem Gehirn die Situation zu langweilig geworden, das Thema hat an Bedeutung verloren, vielleicht hat es wieder den Stellenwert bekommen, der ihm eigentlich zukommt.

Diese Technik hat sich auch bei Kindern mit Einschlafschwierigkeiten bewährt. Hier ist jedoch besonders wichtig, daß man selber Ruhe gefunden hat, bevor man dem Kind die Punkte hält, denn sonst überträgt sich die Unruhe der Eltern noch zusätzlich auf das Kind.

Von großer Bedeutung ist die Beobachtung des Atmens: Die Atmung ist zunächst häufig flach, der Prozeß der Streßablöse wird oft mit einem tiefen Seufzer beendet.

Es können nicht nur Stressoren aus der Vergangenheit oder Gegenwart aufgelöst werden, sondern es ist auch eine Reduktion künftiger Stressoren, z. B. Prüfungsangst, möglich, indem man sich z. B. auf das Stellen nicht erwarteter Fragen vorbereitet oder sich die Prüfungssituation vorzustellen versucht.

Hat eine Person große Schwierigkeiten, eine Situation nochmals zu durchleben, weil sie vielleicht einen allzu großen Streß bedeutet, so ist die *„Filmtechnik“* hilfreich: Die Person läßt das Geschehen in Form eines Films ablaufen. Dabei kann zum Beispiel das Tempo bestimmt werden, Schnitte und Standbilder sind möglich, einzelne Passagen können weggelassen werden.

Manchmal können Symptome beim ESR nochmals auftreten (zum Beispiel Ängste und Schmerzen).

Schätze der Natur
Schwingungen der Natur

Essenzen

Früher unterteilte man die Natur in eine lebendige und eine tote Natur. Durch die moderne Atomphysik weiß man heute, daß es in der Natur keine statischen Strukturen gibt, daß „Materie keineswegs als statisch und träge“ beschrieben werden kann, sondern in unaufhörlich tanzender und vibrierender Bewegung begriffen“[19] ist, daß Natur in unaufhörlicher Schwingung ist. Wo die Natur nicht mehr schwingt, kann auch keine Energie fließen.

Jeder Gegenstand hat ein ganz charakteristisches Schwingungsmuster. Ein Quarz schwingt z. B. sehr exakt in einer bestimmten Frequenz. Diese Eigenschaft macht man sich beim Schwingquarz zunutze. Diesen Schwingungen werden auch ganz bestimmte Emotionen zugeordnet, d. h. bestimmte Schwingungsfrequenzen lösen bestimmte Emotionen aus. Kommt ein Lebewesen mit einer ganz bestimmten Schwingungsfrequenz in Kontakt, können dadurch z. B. bislang unterdrückte Emotionen freigesetzt werden und damit das Lebewesen, egal ob Mensch, Tier oder Pflanze, in seiner Gesamtheit verändern und dadurch z. B. emotionale Veränderungen, aber auch biochemische Prozesse in Gang setzen. „Bestimmte wildwachsende Blumen, Büsche und Bäume höherer Ordnung haben durch ihre hohe Schwingung die Kraft, unsere menschliche Schwingung zu erhöhen und unsere Kanäle für die Botschaften unseres spirituellen Selbst zu öffnen und unsere Persönlichkeit mit den Tugenden, die wir nötig haben, zu überfluten und dadurch die Charaktermängel auszuwaschen, die unsere Leiden verursachen.

Wie schöne Musik oder andere großartige, inspirierende Dinge sind sie in der Lage, unsere ganze Persönlichkeit zu erheben und uns unsere Seele näherzubringen. Dadurch schenken sie uns Frieden und entbinden uns von unserem Leiden.

Sie heilen nicht dadurch, daß sie die Krankheit direkt angreifen, sondern dadurch, daß sie unseren Körper mit den Schwingungen unseres „Höheren Selbst" durchfluten, in deren Gegenwart Krankheit hinwegschmilzt wie Schnee an der Sonne."[20] Negative Emotionen[21] bedeuten aber immer auch einen blockierten Energiefluß. Streß blockiert unseren Energiefluß, sodaß wir durch Streß immer auch in unserem emotionalen Befinden beeinflußt werden. Durch den Kontakt mit bestimmten Schwingungen kann ein gestörter Energiefluß deutlich verbessert werden.

Dieser Kontakt mit Schwingungen kann mittels komplizierter technischer Apparaturen hergestellt werden. Es gibt aber viel einfachere Möglichkeiten: Der Kontakt mit der Natur, in der alles ganz bestimmte Frequenzen aussendet: zum Beispiel der Kontakt mit Farben, Bildern und Tönen kann beruhigen oder erregen. Das Angebot von Entspannungs- und Meditationsmusik ist bereits unüberblickbar geworden! Eine andere Möglichkeit ist der Kontakt mit Pflanzen- oder Edelsteinessenzen. Die Schwingung bestimmter ausgewählter Pflanzen oder Steine wird auf eine Trägersubstanz übertragen.

Die Kontaktnahme mit Essenzen ist unterschiedlich: Manche Menschen nehmen die Essenz oral ein, andere tragen sie in einem Flascherl am Körper, tragen sie auf bestimmten Körperstellen auf oder versprühen sie im Raum.

Bachblüten

Wie man Bachblüten beim besseren Umgang mit Streß nützen kann, soll an einigen Beispielen gezeigt werden; allerdings darf hier nicht der Eindruck entstehen, dies seien *die* Streßblüten. Die Auswahl der individuell richtigen Blüte im Zusammenhang mit dem eigenen, individuellen Streß muß sorgfältig und umsichtig erfolgen und erfordert ein umfangreiches Wissen um die Essenzen.

Eine dieser Essenzen sollte immer griffbereit sein, die **Notfalltropfen (Rescue):** Es ist dies eine Mischung aus verschiedenen Essenzen:

verwendete Blüte	hilft bei:
● Star of Bethlehem (doldiger Milchstern)	Lähmung, Schock
● Rock Rose: (gelbes Sonnenröschen)	Terror- und Panikgefühlen
● Impatiens (drüsentragendes Springkraut)	mentalem Streß und Spannung
● Cherry Plum (Kirsch-Pflaume)	Angst, die Kontrolle zu verlieren
● Clematis (weiße Waldrebe)	der Tendenz „abzutreten“, gegen das aufkommende Gefühl „weit weg zu sein“, das oft vor einer Bewußtlosigkeit auftritt

Die Notfalltropfen wirken dem energetischen Schock[22] entgegen, das heißt der Entstehung einer energetischen Dysbalance, die sich in allen möglichen Formen des Unwohlbefindes und des Schmerzes zeigen kann.

Man kann sie in nahezu fast allen physischen und psychischen Notsituationen verabreichen: In akuten Fällen gibt man 4 Tropfen in ein Glas Wasser, steht kein Wasser zur Verfügung, kann man die Tropfen auch direkt verabreichen.

Bei körperlichen Traumen werden die Notfalltropfen zusätzlich auch lokal aufgetragen, zum Beispiel bei frischen Verletzungen sofort auf den Verband, und unterstützen damit den Heilungsprozeß von der ersten Minute an. Man verabreicht sie weiters bei hoher psychischer Anspannung.

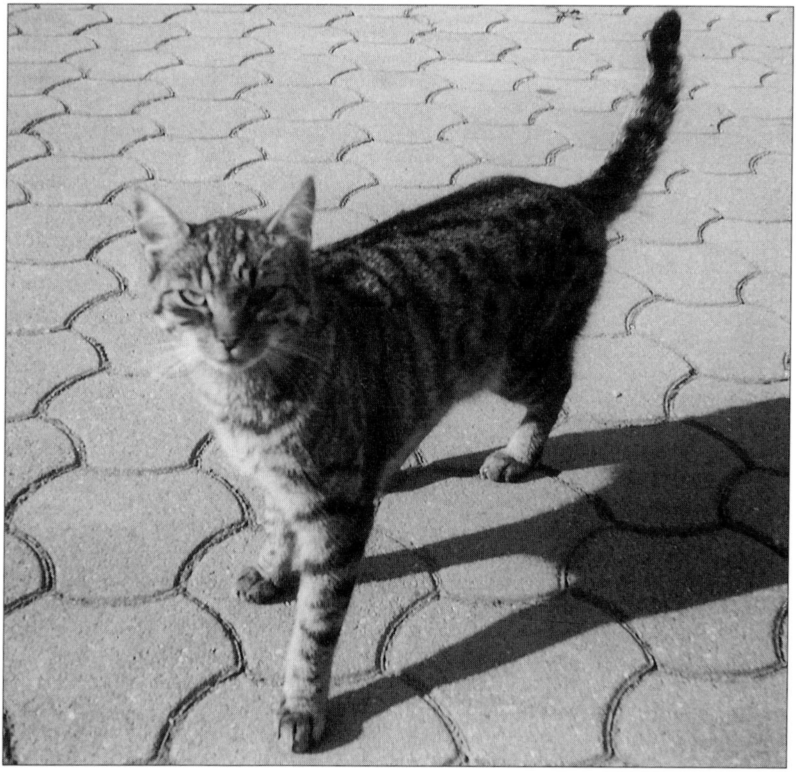

Abb. 18 Stolz hebt Ferdinand seinen wiedergenesen Schwanz.

Auch Tieren kann man mit Notfalltropfen Hilfe und Erleichterung bieten: So trennte ein herabstürzender Blumentopf einem Kater beinahe das Schwanzende ab. Der Tierarzt schlug eine Amputation vor, was die „Katzenmama" aber ablehnte und die Verletzung stattdessen mit Notfalltropfen und Reiki behandelte. Die Notfalltropfen wurden sowohl dem Futter beigefügt, als auch auf den Verband geträufelt.

Eine besondere Form ist die **Rescue-Salbe:** Man verwendet sie bei äußerlichen Beschwerden und Verletzungen. Sie wird auch als Massagehilfe angewendet. In der Notfallcreme ist zusätzlich Crab-Apple (Holzapfel), die Reinigungsblüte, enthalten.

Obwohl die Notfalltropfen und die Notfallcreme oft sehr rasch Erleichterung bringen, sind sie *keinesfalls* ein Ersatz für eine (notfall-)ärztliche Behandlung, sondern eine Überbrückungshilfe.[23]

Andere Blütenessenzen sind im Zusammenhang mit Streß ebenfalls sehr interessant: **Elm, Oak und Olive.**

Elm (Ulmus Procera / Ulme)

Elm ist für Menschen angezeigt, die vorübergehend das Gefühl haben, ihrer Aufgabe oder Verantwortung nicht gewachsen zu sein.

Dieses Gefühl, ungenügend, unzureichend, nicht gut genug zu sein, ist vorübergehend: „Die schwachen Momente im Leben der Starken."[24] Die Elm-Blüte wird auch als psychologisches Riechsalz bezeichnet, sie gibt dem Starken in schwachen Momenten wieder Energie zurück. Menschen, die Elm benötigen, haben häufig übersehen, daß ihre eigene Energie auch Grenzen hat und sie künftig genauer die Grenzen zwischen den persönlichen Bedürfnissen und den Notwendigkeiten einer Aufgabe/Sache beachten sollten.

Oak (Quercus Robur / Eiche)

Oak eignet sich für Personen, die niedergeschlagen und erschöpft sind, aber dennoch weitermachen und nicht aufgeben: der tapfere, unermüdliche Kämpfer, das „Arbeitstier". Eine typische Aussage könnte sein: „Nur nicht schlapp machen, durchhalten . . ."

Oak ist besonders angezeigt nach Phasen intensiver, energieraubender Arbeit.

Es gilt, die eigenen Leistungsgrenzen zu erkennen!

Olive

„Alles ist mir zuviel." – Dieser Hinweis auf eine energetische Auslaugung ist ein typischer Hinweis, daß „Olive" angebracht ist. Man fühlt sich körperlich und/oder seelisch total ausgelaugt.

„Olive" ist mit dem Prinzip der „Ruhe nach dem Sturm" verbunden, also besonders nach einer Phase großer Anstrengung und Verausgabung angezeigt. Sie hilft dem Körper, sich wieder zu regenerieren und zu erholen. Es muß diese Zeit der Erholung aber auch genutzt werden, um über den Einsatz der eigenen Kräfte nachzudenken und gegebenenfalls auch eine diesbezügliche Veränderung ernsthaft ins Auge zu fassen.

Setzt man sich sorgfältig mit den Bachblüten auseinander, die man benötigt, bekommt man sehr wichtige Hinweise auf seine eigenen Seelenkonzepte und damit die Chance, an ihrer Veränderung zu arbeiten, was letztlich zu einer Verbesserung der Lebensqualität führt.

Edelsteinessenzen

Jeder Kristall birgt Informationen in sich, die uns helfen, unserem wirklichen Wesen immer näher zu kommen, uns selbst immer mehr zu spüren.

In allen Hochkulturen wurden sie verwendet und wegen ihrer Kräfte geschätzt.[25] Besonders sei hier auf Hildegard von Bingen verwiesen, die schon vor mehreren hundert Jahren genaue Angaben über die Wirkung von Edelsteinen und Pflanzen zusammengestellt hatte.

Im Kristall schwingen alle Atome mit exakt der gleichen Frequenz, sie sind vereint in perfekter Harmonie und Einheit.

Die Energieumwandlung ist jedoch nur eine Möglichkeit der Anwendung von Kristallen. Sie wirken „ebenso durch ihre chemische Zusammensetzung, Form und ihr Kristallsystem, ihre elektromagnetische Schwingung, Transparenz und Härte."[26]

Edelsteine werden verwendet als:[27]

- Rohstein
- trommelgeschliffener Stein
- geschliffener Stein (Beispiele: Edelsteinschliff, Kugel, Pyramide)
- Scheibe
- Edelsteinwasser
- Edelsteinessenz

Besondere Formen der Anwendung[28] *sind:*

- Aufstellen der Steine im Wohn- und Arbeitsbereich
- Tragen der Steine in der Tasche oder am Körper
- Tragen der Edelsteine als Schmuck, eventuell in Verbindung mit passenden Metallen wie Gold, Silber, Kupfer oder Platin

- Kristallmassage
- Meditation mit Edelsteinen
- Auflegen der Steine auf die entsprechenden Energiezentren des Körpers
- Anwendung der Edelsteinessenzen innerlich oder äußerlich

Als Beispiel einer Edelsteinessenz wird nachfolgend als Beispiel Rubin[29] vorgestellt. Auch hier gilt, ebenso wie bei allen anderen Essenzen, daß die Auswahl der indviduell benötigten Essenz(en) durch eine kompetente Person erfolgen muß.

Der rote Strahl des Rubins hilft dem Träger, seine Emotionen aufmerksamer zu beobachten. Er ermöglicht seinem Träger, die Realität des Emotionalkörpers umfassender zu lieben.

Menschen brauchen Liebe. Sie brauchen die menschliche Liebe; doch menschliche Liebe allein ist nicht ausreichend, denn sie gibt ihrem Emotionalkörper oder ihren zwischenmenschlichen Beziehungen nicht genügend Nahrung. Die Menschen bedürfen der göttlichen Liebe.

Die *menschliche Liebe* sagt: „Ich brauche deine Wärme. Ich brauche es, daß du mich hältst und küßt. Ich brauche es, daß du mir sagst, wohin du gehst, damit ich weiß, wo du bist, und damit ich mir keine Sorgen machen muß."

Die *göttliche Liebe* sagt: „Ich liebe dich, gleichgültig, was du tust. Ich liebe dich, gleichgültig, wer du bist. Ich liebe dich sogar, wenn du irgendwo hingehst und vergißt, mir zu sagen, wo du bist. Und ich werde dich lieben, wenn du zurückkehrst. Ich liebe die Seele, die in deinem materiellen Körper lebt. Ich liebe das, was dir Leben gibt. Ich liebe den Teil von dir, der Gott ist."

Der Rubin öffnet den Menschen das Herz und gibt ihnen einen Begriff davon, was göttliche Liebe ist, was zu „gut sein" und innerer Harmonie führt.[30]

Die unmittelbare Wirkung des Rubins auf den physischen Körper gilt der Unterstützung aller Chakren, die eigentlich der „Eingang" in unser Energiesystem sind. Insbesondere kräftigt er das Herzzentrum und die unterhalb liegenden Chakren. Den stärksten Einfluß übt er auf der emotionalen Ebene aus. Von dort schlägt er eine Brücke zur physischen Ebene.

Jeder Mensch schwingt mit einem bestimmten Farbstrahl in größerer Harmonie als mit jedem anderen.

Häufig führt eine Stauung im Emotionalkörper zu Disharmonie im Fühlen; wenn das Herz offen ist, läßt diese Stauung nach: Der Rubin heilt diese Stauungen im Emotionalkörper.

Die Stauung im Emotionalkörper ist umgeben von emotionellen Gewohnheitsmustern. Der Rubin hilft, mit der Wärme des Rubinrots alte Gewohnheitsmuster loszulassen.

Edelsteinsubstanzen werden ähnlich hergestellt wie zum Beispiel Bachblüten: Die Trägersubstanz enthält die Schwingungen – zum Beispiel des Rubins.[31]

Orchideen-Essenzen

Als Beispiel einer Essenz aus der Reihe der Orchideen-Essenzen zur Hilfe beim Umgang mit Streß wird **„Amazonas-Flußpräparat"** vorgestellt.

Immer größer wird die Zahl der Menschen, die an Rückenverspannungen und Rückenschmerzen leiden. Waren es früher eher ältere Menschen, die den Arzt aufsuchten, so gibt es heute schon sehr viele junge Menschen, die „ihr Kreuz mit dem Kreuz" haben. Fehlbelastungen in frühester Kindheit, unphysiologisches Gehen, psychische Verspannungen lassen die Zahl der Betroffenen immer größer werden.

Sehr gut in diesem Zusammenhang hat sich das Auftragen des *Amazonas-Flußpräparates* bewährt.

Korte/Hoffmann schreiben dazu: „Wir entwickeln durch diese Essenz ein Verständnis für unseren Planeten und alle auf ihm lebenden Wesen. Auf physischer Ebene entspricht der Amazonas unserer Wirbelsäule – bringt unsere Lebensenergie in Fluß. Die Essenz hilft uns, Blockaden im Körper aufzulösen, die wie von einem gewaltigen Strom hinweggespült werden. Bei Rückenschmerzen hat sich die Flußessenz schon oft bewährt."[32]

„Uns mit unserem Zentrum zu verbinden und Blockaden zu beseitigen, sind die Haupteigenschaften dieser Essenzen."[33] Die genaue Anwendung wird im Kapitel über die Ohrakupunktmassage beschrieben.

Ätherische Duftöle

Ätherische Duftöle werden aus Pflanzen gewonnen. Diese Öle sind die Seele der Pflanze, die Essenz der Pflanze. Durch die Verwendung dieser Duftöle nehmen wir die Informationen und Schwingungen der Pflanze auf. Sie schlagen „. . . uns eine Brücke zum Kosmos . . ., denn die Pflanze ist das einzige Lebewesen, welches Sonnenlicht (kosmische Energie) in Nahrungsenergie umwandeln kann (Photosynthese)."[34]

Die Qualität und damit auch der Preis der Öle hängt wesentlich ab vom Standort, der Anbauweise (wildwachsend oder Monokultur) und der Gewinnung.

Am bekanntesten ist die Verwendung der Öle in Duftlampen. Dabei gelangen die Informationen der Pflanzen über die Nervenzellen der Riechschleimhaut in den Körper.

Eine andere Möglichkeit der Verwendung von Duftölen ist der

Kontakt über die Haut: Man kann sie zum Beispiel dem Badewasser zusetzen. Da Öle in Wasser nicht lösbar sind, setzt man sie nicht direkt dem Badewasser zu, sondern löst sie zuerst z. B. in Honig oder Schlagobers und setzt sie erst dann dem Badewasser zu.

Auch Massageölen und Massagecremen kann man Duftöle zusetzen.

Beruhigend wirken folgende Öle:[35] Basilikum, Benzoe, Bergamotte, Geranie, Ginster, Jasmin, Kakao, Kamille römisch, Lavendel, Mandarine, Melisse, Mimose, Muskatellersalbei, Palmarosa, Patchouli, Rose, Tolu, Ylang-Ylang.

Anregend wirken besonders Öle von Zitrusfrüchten.

Eine aphrodisierende Wirkung haben folgende Öle: Rose, Ylang-Ylang und Yasmin.

„Neroli“ wird gerne als Energieöl oder „Schutzöl“ bezeichnet. Es stärkt die „Wahrnehmungsfähigkeit unseres wahren Selbst und löst seelische Narben auf.“[36] Es wirkt auf unsere Aura schützend und stärkend.

Akupunktmassage

Was ist Akupunktmassage?

Die Akupunktmassage (APM) ist eine Technik, die nach den Grundgedanken der chinesischen Akupunkturlehre wirkt. Ziel der APM ist es, ein Energieungleichgewicht auszubalancieren, Blockaden zu lösen und die Energie wieder in harmonischem Maße zum Fließen zu bringen. Eine Energieblockade kann man sich wie einen Knick in einem unter Druck stehenden Gartenschlauch vorstellen. Das Weiterfließen der Energie ist nur mehr beschränkt möglich. Vor dem Knick entsteht ein Energiesee = Energiefülle und als logische Folge an einer anderen Stelle eine Energieleere. Im Körper ruft ein Energieungleichgewicht Schmerz oder Krankheit hervor. Dr. Voll[37] beschreibt den Schmerz als Schrei des Gewebes nach fließender Energie. Beispielsweise entsteht nach einem Schlag auf den Kopf eine Beule und verursacht eine Rötung und Schwellung des Gewebes. Energetisch gesehen stellt diese Beule eine Energiefülle dar. Durch die Negativenergie von *kaltem* Wasser wird Überenergie abgezogen und bringt spontane Erleichterung. Durch diesen unterstützenden Energieausgleich wird dem Körper die Möglichkeit gegeben, die ihm innewohnenden Selbstheilungskräfte zu aktivieren.

Mittels eines speziellen Stäbchens werden die Meridiane in Flußrichtung exakt abgefahren. Der erfahrene Therapeut spürt dabei auch Unterschiede, wie gut beziehungsweise schlecht das Gewebe energetisch versorgt ist. Je nachdem, ob eine Energieleere oder -fülle vorliegt, interveniert der Therapeut und zieht die Meridiane auf der Körpervorder- oder Körperhinterseite, beziehungsweise auf der rechten oder linken Körperhälfte.

Obwohl APM eigentlich eine Methode für den speziell geschulten Therapeuten ist, können dennoch einige Maßnahmen auch vom Laien angewendet werden.

Harmonisierung der Körperenergie durch Methoden aus der Akupunktmassage

Ausstreichen der Meridiane in Energieflußrichtung

Der Mensch nimmt über die Erde Yin-Energie auf. Diese fließt an der Innenseite der Beine über den Bauch und über die Innenseite der Arme zu den Fingerspitzen. Hier ist der Übergang in die Yang-Meridiane. Die Yang-Energie wird über den Himmel aufgenommen und verläuft über die Rückseite der Arme, den Kopf, den Rücken und die Außenseite der Beine zu den Zehen, wo wiederum ein Übergang, nun in die Yin-Meridiane, stattfindet.

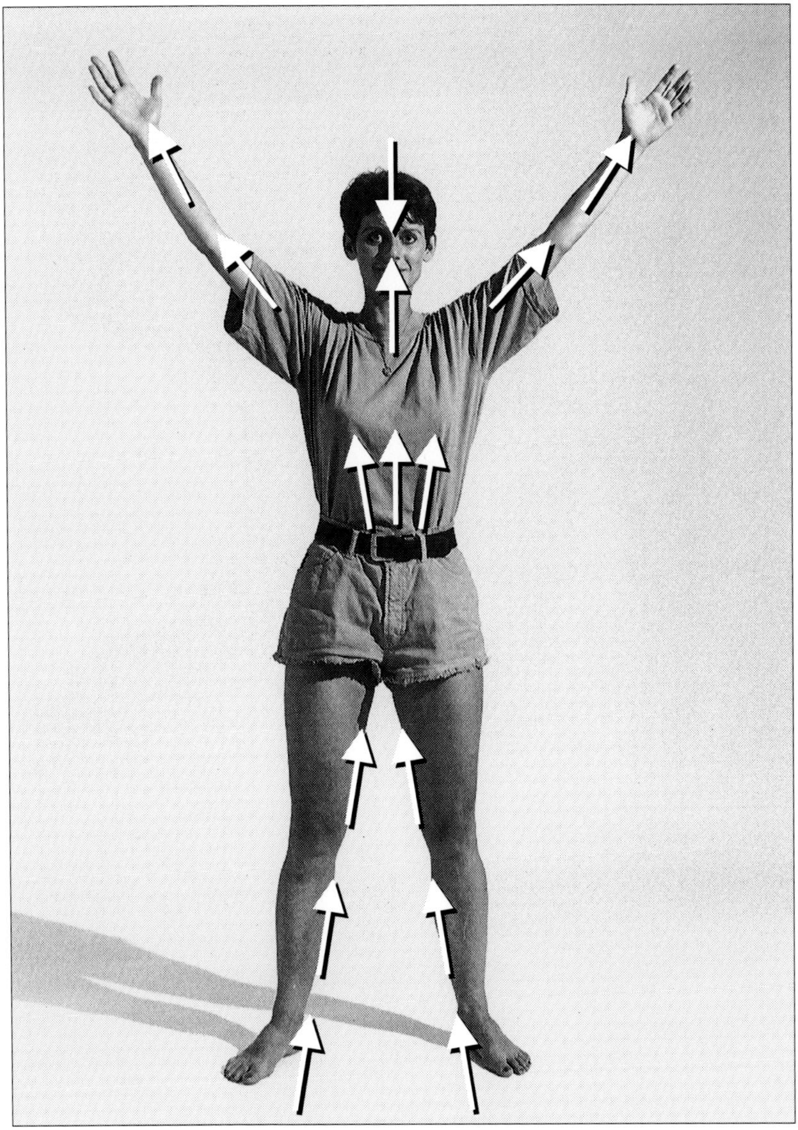

Abb. 19 Energiefluß auf der Körpervorderseite.

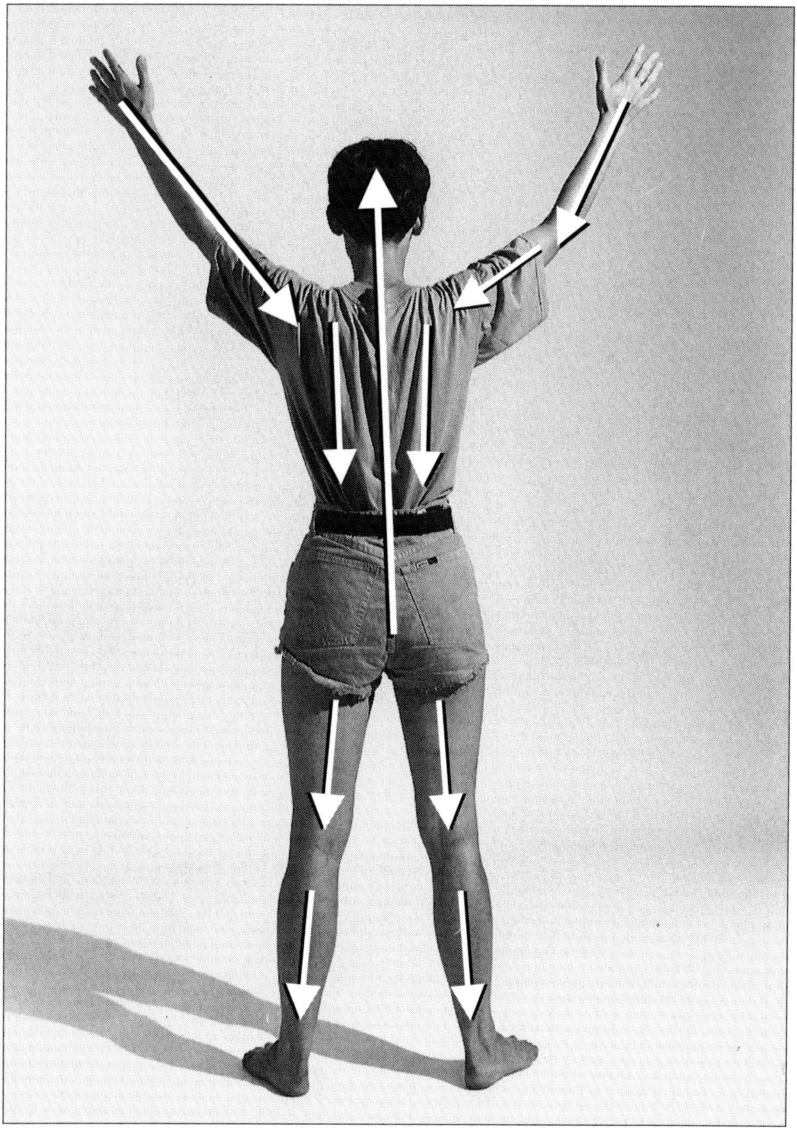

Abb. 20 Energiefluß auf der Körperhinterseite.

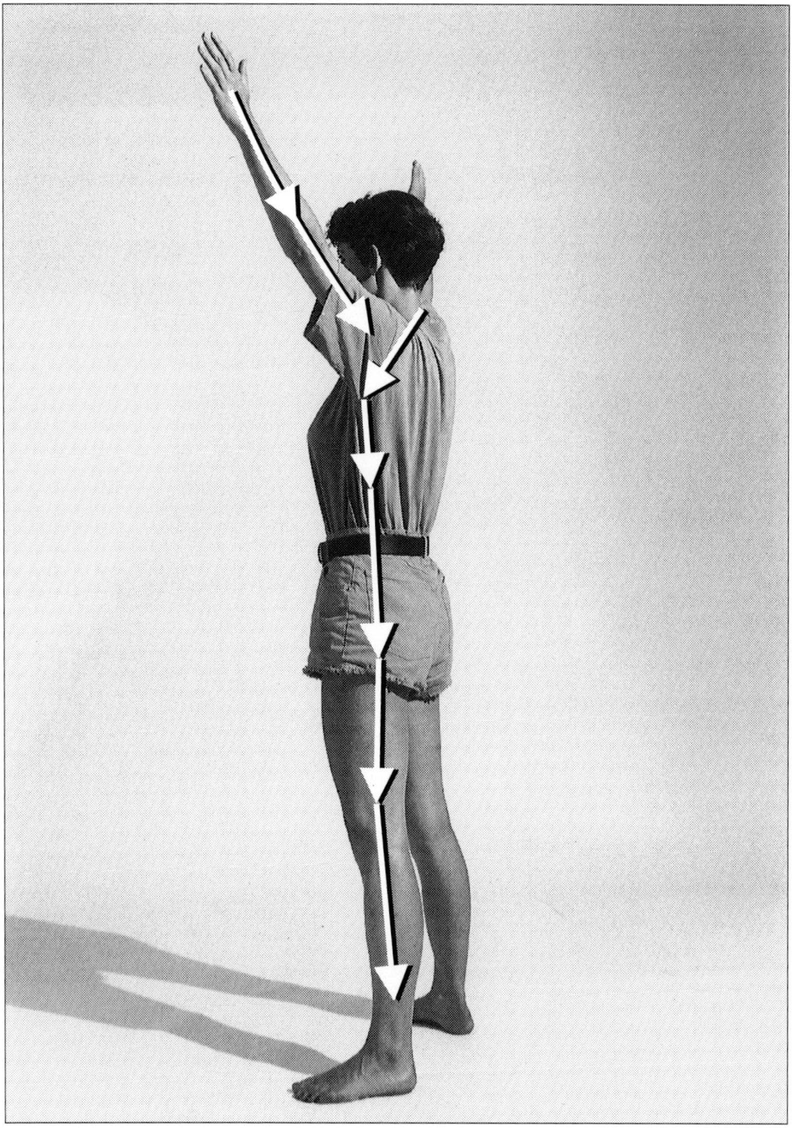

Abb. 21 Energiefluß auf der Körperseite

Ein Ausstreichen der Meridiane in ihrer Energieflußrichtung sowie das Ausstreichen der Übergänge im Gesicht, an Fingern und Zehen führt zu einer Harmonisierung der gesamten Körperenergien.

Man beginnt zunächst mit dem Gesicht. Die Streichung erfolgt von den Nasenflügeln zu beiden Schläfen, dann von den Ohrläppchen zu den Augenbrauen und entlang der Unter- und Oberlippe.

Aussteichen der Übergänge im Gesicht

Das Ausstreichen der Meridiane geschieht folgendermaßen: Man verbindet die jeweiligen Anfangs- und Endpunkte der Meridiane wie auf den nachfolgenden Bildern gezeigt wird. Der Fingerdruck ist sanft.

1. Übergang Dickdarmmeridian – Magenmeridian

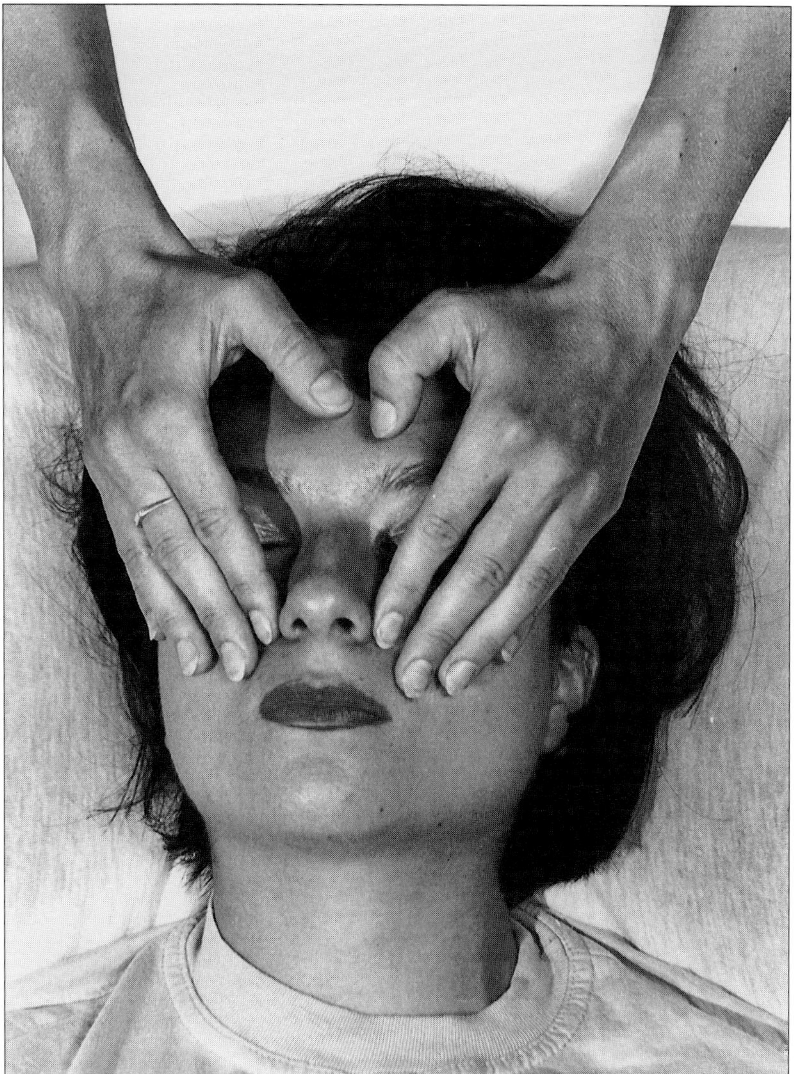

Abb. 22 Übergang Dickdarmmeridian – Magenmeridian
Man beginnt an den Nasenflügeln . . .

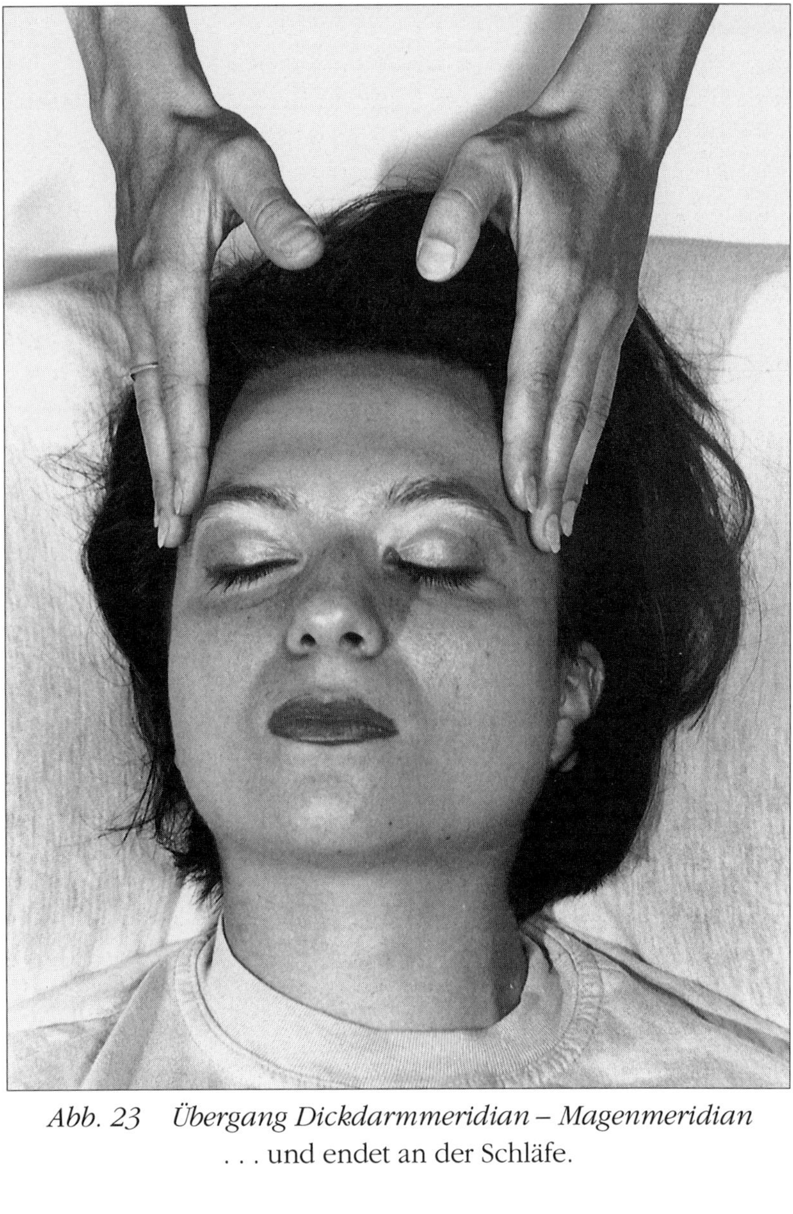

Abb. 23 Übergang Dickdarmmeridian – Magenmeridian
. . . und endet an der Schläfe.

2. Ausstreichen der Übergänge zwischen dem Dünndarmmeridian und dem Blasenmeridian

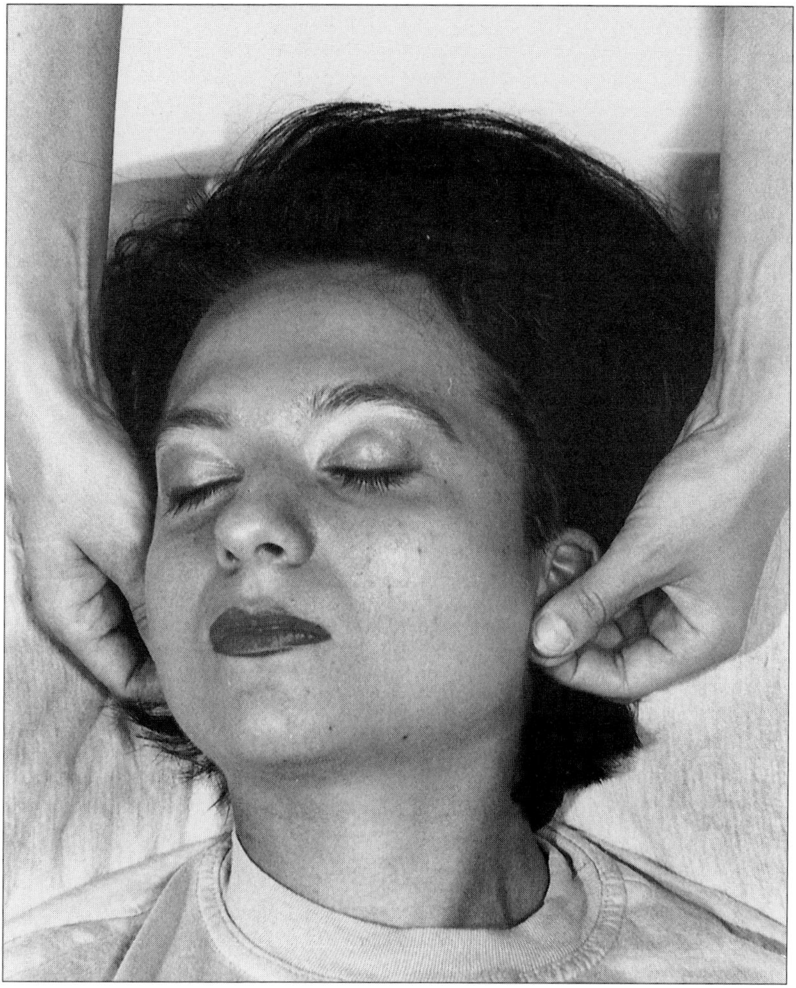

Abb. 24 Übergang Dünndarmmeridian – Blasenmeridian
Man beginnt an den Ohrläppchen . . .

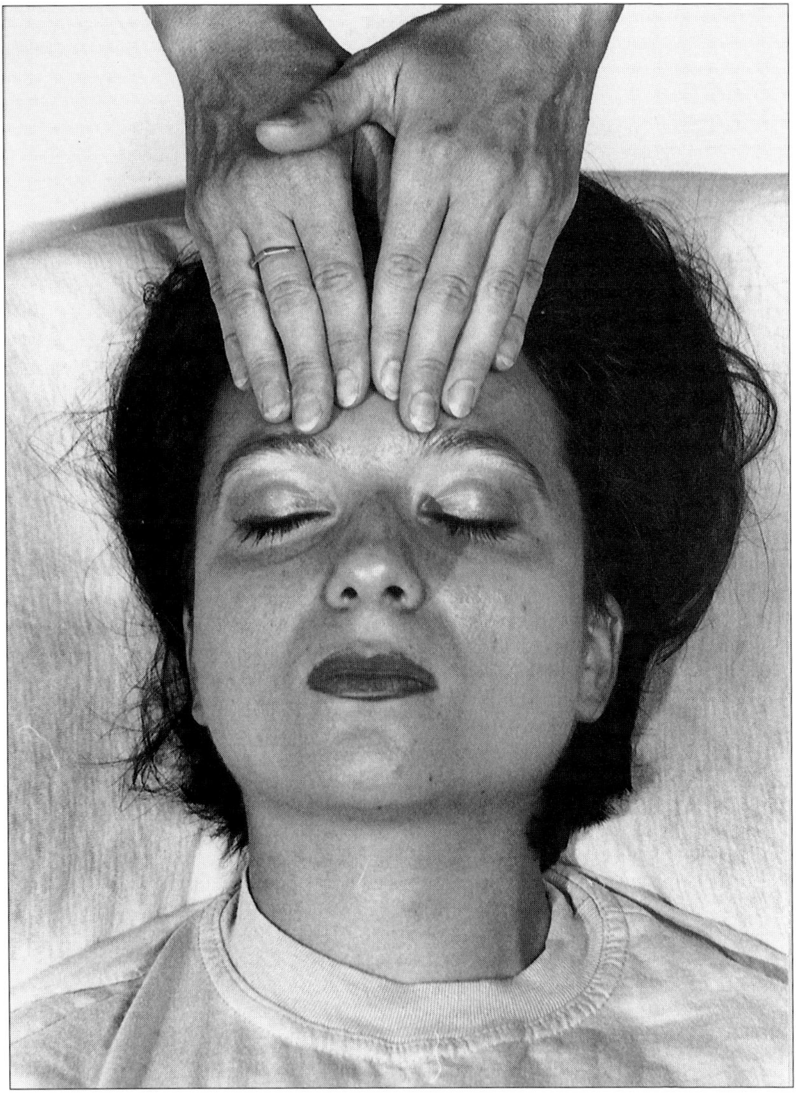

Abb. 25 Übergang Dünndarmmeridian – Blasenmeridian
. . . und endet am Augenbraueninnenrand.

3. Ausstreichen der Übergänge zwischen dem Zentralgefäß und dem Gouverneursgefäß

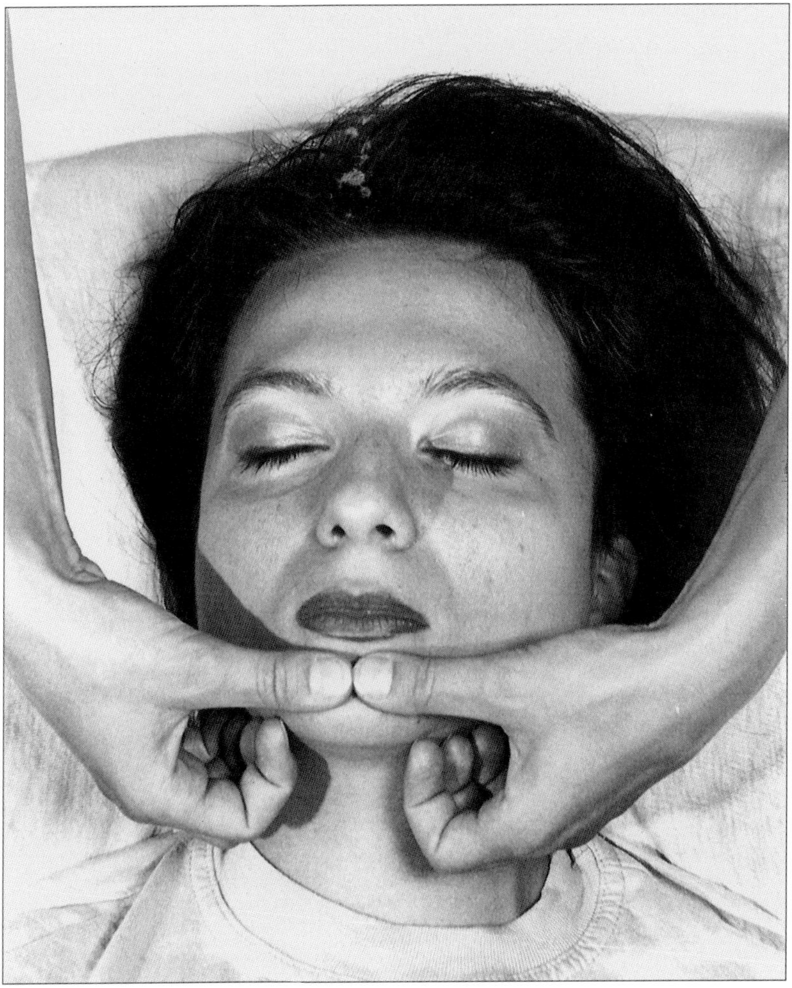

Abb. 26 Verbindung Zentralgefäß – Gouverneursgefäß
Man beginnt unterhalb der Unterlippe in der Körpermitte . . .

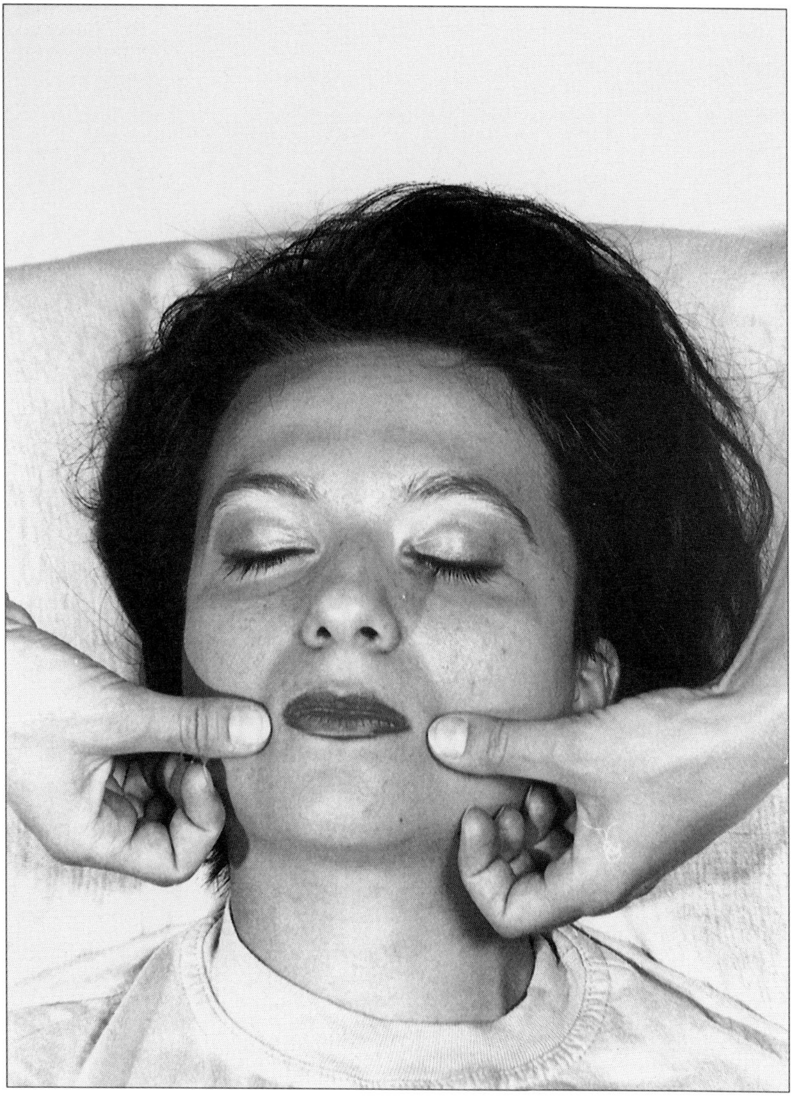

Abb. 27 Verbindung Zentralgefäß – Gouverneuersgefäß
... und streicht zu den seitlichen Mundwinkeln.

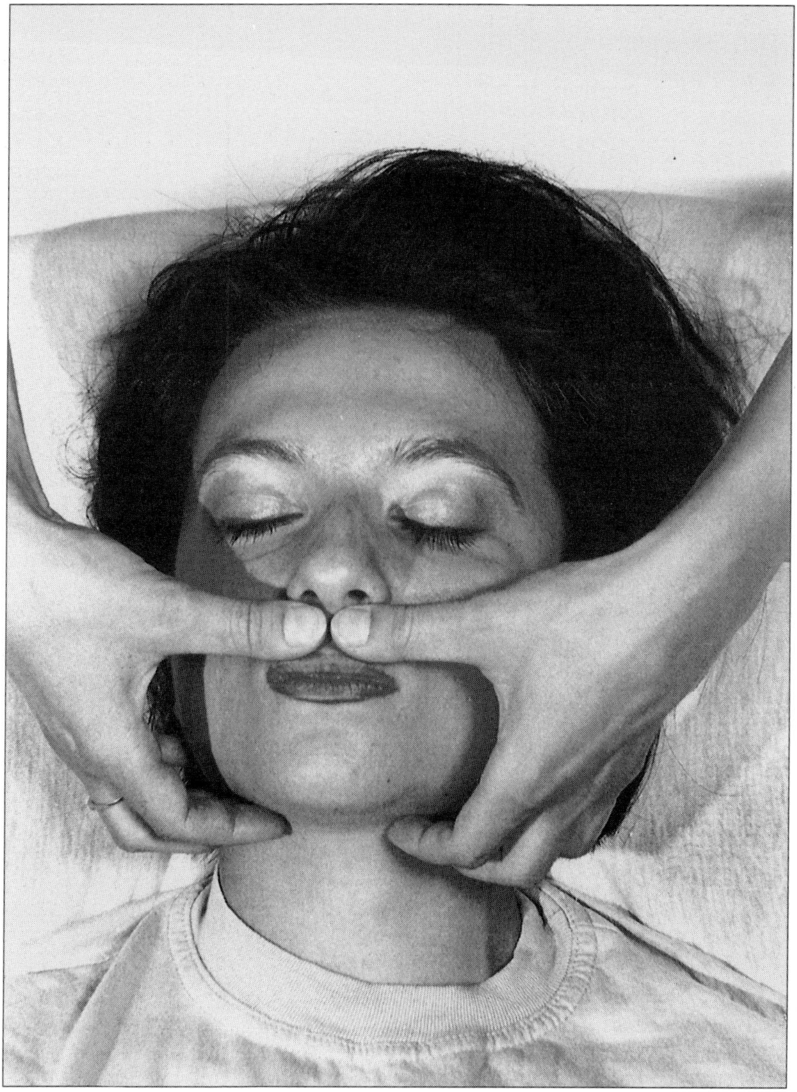

Abb. 28 Verbindung Zentralgefäß – Gouverneuersgefäß
Man beginnt oberhalb der Oberlippe in Körpermitte . . .

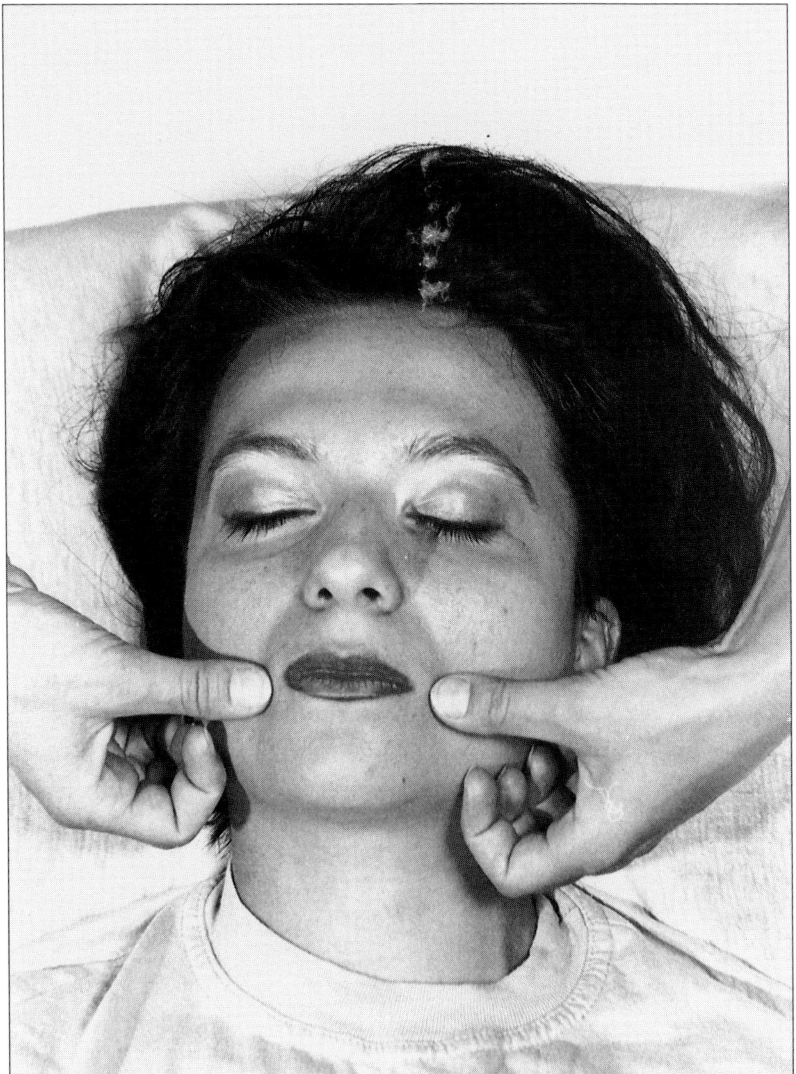

Abb. 29 Verbindung Zentralgefäß – Gouverneuersgefäß
. . . und streicht wiederum zu den seitlichen Mundwinkeln.

Ausstreichen der Übergänge an den Fingerspitzen

An den Händen wird folgendermaßen fortgesetzt: Man nimmt jeden Finger einzeln in die Hand und streicht ihn mehrmals sanft vom Grundgelenk in Richtung Fingerspitzen aus.

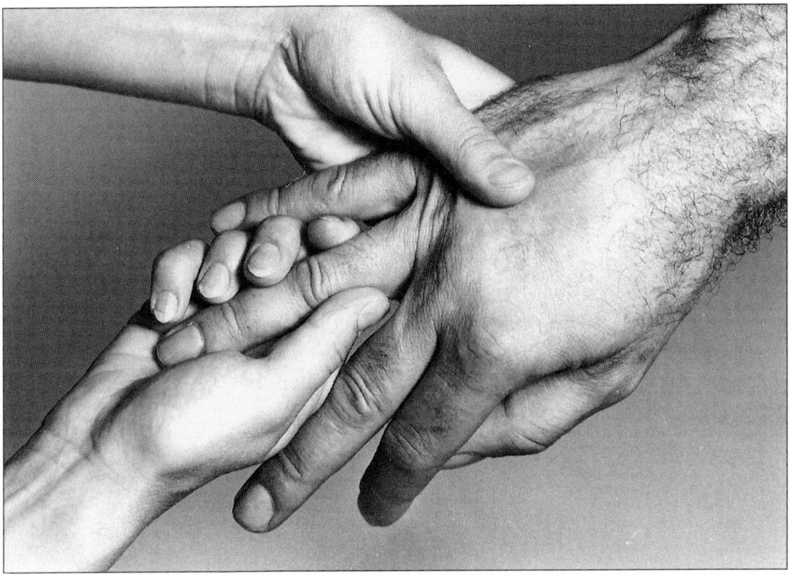

Abb. 30 Ausstreichen der Übergänge, beginnend am Grundgelenk

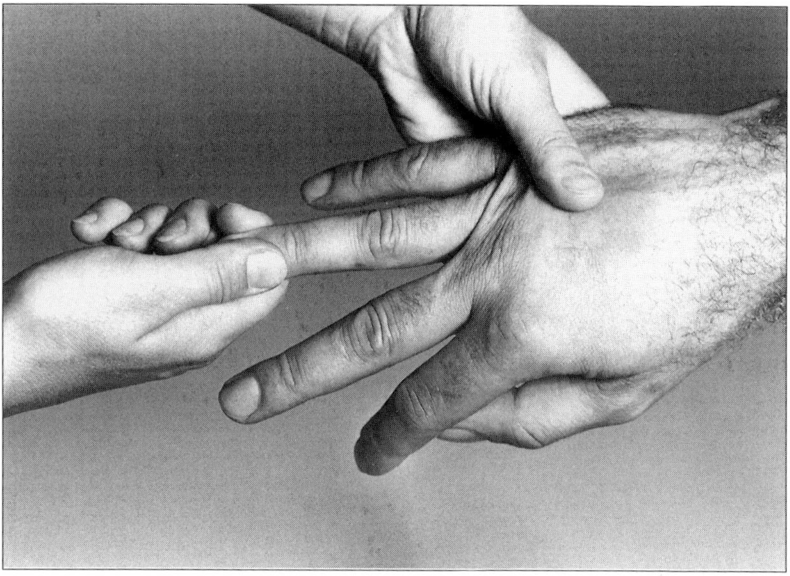

Abb. 31 Ausstreichen der Übergänge an den Fingerspitzen.

Ausstreichen der Übergänge an den Zehenspitze

Zuletzt werden die Übergänge an den Zehenspitzen ausgestrichen.

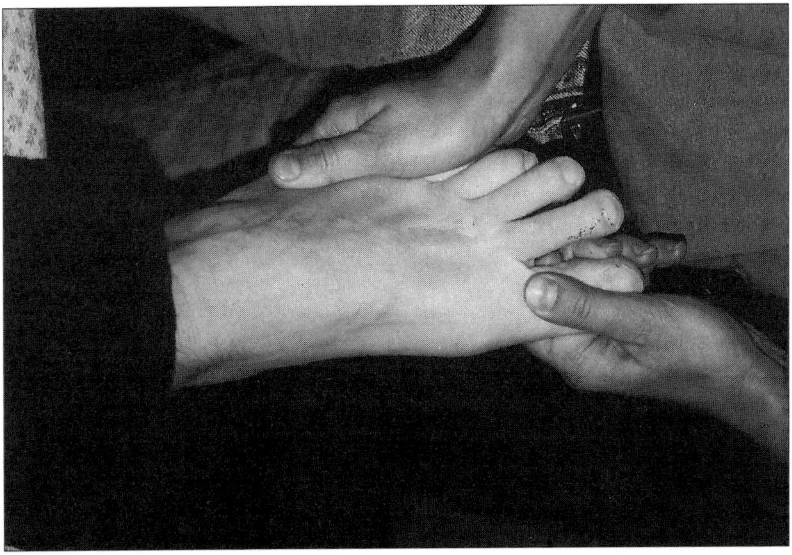

Abb. 32 Ausstreichen der Übergänge an den Zehenspitzen.

Führt man das Ausstreichen rasch und kräftig aus, wirkt es anregend; sanft und langsam wirkt es beruhigend.

Die Möglichkeit der Anwendung ist immer gegeben, zum Beispiel nach dem Baden oder Duschen, eventuell in Verbindung mit einer wohlriechenden Körpercreme, bei beginnenden Verkühlungen, bei Abgeschlafftheit und Erschöpfung.

Kurzform des Meridianausstreichens

Das Zentralgefäß, verlaufend von Schambein bis zur Unterlippe, ist der Steuermeridian der Yin-Meridiane, die sich an der Körpervorderseite befinden, das Gouverneursgefäß, verlaufend vom Steißbein zur Oberlippe, ist der Steuermeridian der Yang-Meridiane, die sich immer an der Körperrückseite befinden.

Fährt man den Meridian mit der Hand in Flußrichtung ab – es muß dabei nicht unbedingt zu einem direkten Körperkontakt kommen – so stärkt dies den Menschen. Fährt man hingegen entgegen der Flußrichtung von oben nach unten, so schwächt dies.

Diese beiden Bewegungsarten haben wir auch in unser Alltagsverhalten übernommen: Möchten wir, daß sich zum Beispiel jemand beeilt oder noch einmal besonders anstrengt, bewegen wir unsere Hand von unten nach oben, verbunden mit den Worten: „Komm, beeile dich . . ." oder „Ein bißchen noch, gleich hast du's geschafft!" Wir möchten dem Menschen „Energie geben", damit dieser sein Ziel erreicht.

Die umgekehrte, schwächende Handbewegung verwenden Menschen oft gegenüber Personen, die sie eigentlich abwerten möchten, verbunden mit den Worten: „Was du da machst, ist Blödsinn." Dies wird auch in fernöstlichen Kampftechniken verwendet. Für unser westliches Denken unverständllich „fuchteln" hier die Kampfgegner mit ihren Händen. Sie versuchen damit, ihren Gegner zu schwächen.

„Er/sie hat ihn/sie von oben bis unten gemustert!" Dieser Satz beinhaltet eine abwertende Disziplinierung und stellt sicher keine positive Zuwendung dar! Es konnte mit Hilfe des Muskeltests nachgewiesen werden, daß man tatsächlich eine Person schwächen kann, wenn man seinen Blick von oben nach unten über sie gleiten läßt, beziehungsweise daß man umgekehrt eine Person stärken kann, indem man den Blick von unten nach oben gleiten läßt.

Was ist zu tun?

Man streicht dazu mehrmals vom Schambein zur Unterlippe. Wichtig ist, daß die dem Aufstrich nachfolgende Abwärtsbewegung weiter vom Körper entfernt durchgeführt wird, denn sonst würde man ja gleichzeitig wieder schwächen (Abb. 33).

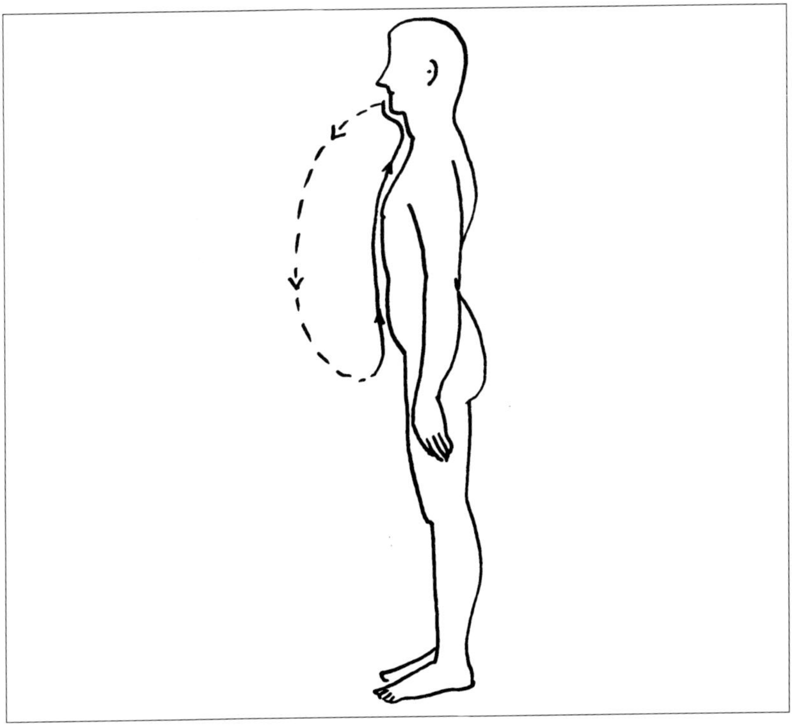

Abb. 33 Ausstreichen des Zentralgefäßes

Abziehen von Überenergien

Tritt an einer Körperstelle durch äußere Einflüsse, zum Beispiel Verletzung des Gewebes durch Schlag, Stoß, Abschürfung, Insektenstich, etc. Überenergie = Schmerz auf, bringt ein Abziehen von Energie eine rasche Linderung.

Das Abziehen von Überenergien erfolgt durch das Wegstreichen von der Verletzung aus in Energieflußrichtung.

Verletzen Sie sich zum Beispiel an der Außenseite des Unterschenkels, so können Sie anhand der Zeichnung (Körpervorder- und Körperrückseite) erkennen, daß die Energie an der Außenseite des Beines nach unten fließt und Sie daher in Richtung Fuß bis zu den Zehen ausstreichen müssen. Die Energie wird durch das Ausstreichen der Zehen in die Yin-Energie weitergeleitet und in die Innenseite des Beines ausgestrichen.

Sticht Sie ein Insekt in die Fußsohle, streichen Sie entlang der Innenseite des Oberschenkels über den Bauch in die Innenseite des Armes. Zusätzlich reiben Sie am anderen Fuß an der dem Einstich identen Stelle. Auch das Aufbringen von kaltem Wasser, das Auftragen der Notfalltropfen oder Notfallcreme auf die Stichstelle (siehe Seite 64) und das orale Einnehmen der Tropfen ist von großer Bedeutung. Die schnelle Erleichterung kann man besonders gut bei Kindern beobachten, da sie ihren Schmerzen noch ungehemmter Ausdruck verleihen.

Kollapspunkte

Das kurze und heftige Drücken der Kollapspunkte[38] sowie das kräftige Ausstreichen der Übergänge im Gesicht und an den Händen (siehe S. 74 ff.) bewährt sich bei akuten Kreislaufbeschwerden, Schwindelanfällen sowie Ohnmachtsneigung. Man kann direkt mit dem eigenen Nagel den Kollapspunkt am daumenseitigen Nagelfalzwinkel des Mittelfingers (Kreislaufmeridianendpunkt) sowie den Kollapspunkt am daumenseitigen Nagelfalzwinkel des Kleinfingers (Herzmeridianendpunkt) drücken. Diese Maßnahme stellt eine Unterstützung der üblichen Erste-Hilfe-Maßnahmen, beziehungsweise der ärztlichen Hilfe dar und keinesfalls einen Ersatz derselben!

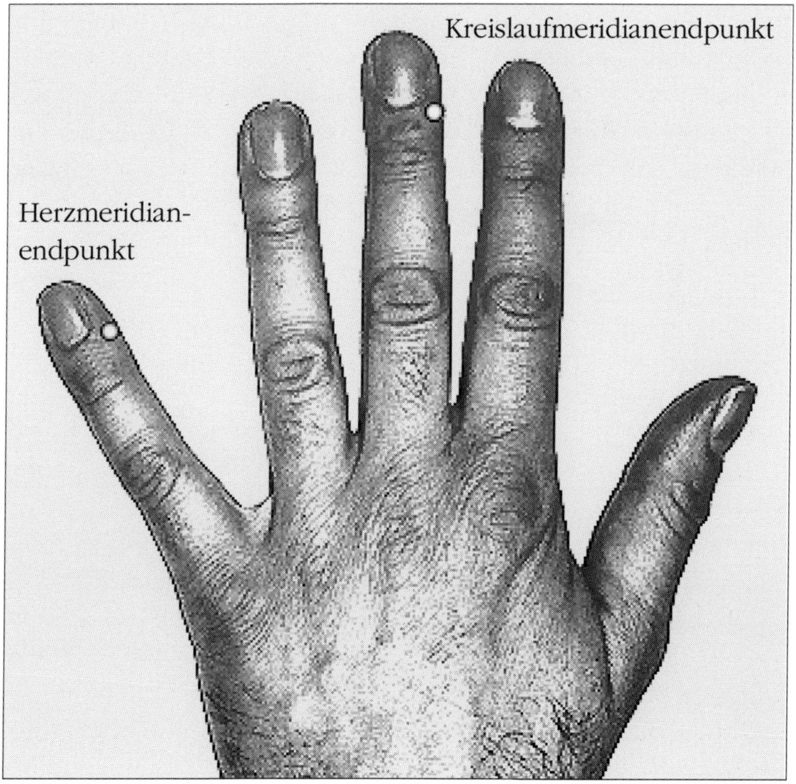

Abb. 34 Kollapspunkte.

Die Kollapspunkte haben sich schon sehr oft in der Praxis bewährt, wie in den folgenden Beispielen aufgezeigt wird: Nach einem Zusammenstoß zweier Fußballer auf dem Spielfeld blieb einer der beiden benommen am Boden liegen. Da es sich um den Spieler der Gegenmannschaft handelte, zögerte die Autorin als Betreuerin der einen Mannschaft, sofort zu intervenieren. Da jedoch bereits nach der Krankentrage gerufen wurde, entschloß sie sich, zum Verletzten zu laufen. Sie wendete die vorhin beschriebene Kollapsbehandlung an, worauf der Verletzte sofort die Augen öffnete und gleich darauf wieder aufstand und weiterspielte. Nach einigen Minuten schoß er das einzige Tor im ganzen Spiel!

Ein älterer Herr kollabierte im Rollstuhl sitzend. Von lauten Hilfeschreien der Begleitperson alarmiert, eilte die Autorin zum Ort des Geschehens. Durch das Anwenden der Kollapstechniken erlangte der Betroffene noch vor Eintreffen des Arztes wieder das Bewußtsein.

Kopfschmerzpunkte

Energetisch gesehen können Kopfschmerzen entweder durch eine Energieleere oder durch eine Energiefülle entstehen. Durch das Drücken von Kardinalpunkten, die mit der Yin-Energie an der Körpervorderseite einerseits und der Yang-Energie an der Körperrückseite andererseits in Verbindung stehen, kommt es zu einer sofortigen Energieverlagerung, einem Energieausgleich.

Handelt es sich bei den Kopfschmerzen um einen Fülleschmerz (der Kopf fühlt sich zum Zerplatzen an) und man drückt den Kardianalpunkt des Yin (Lunge 7), kann es zum sofortigen Nachlassen des Schmerzes kommen.

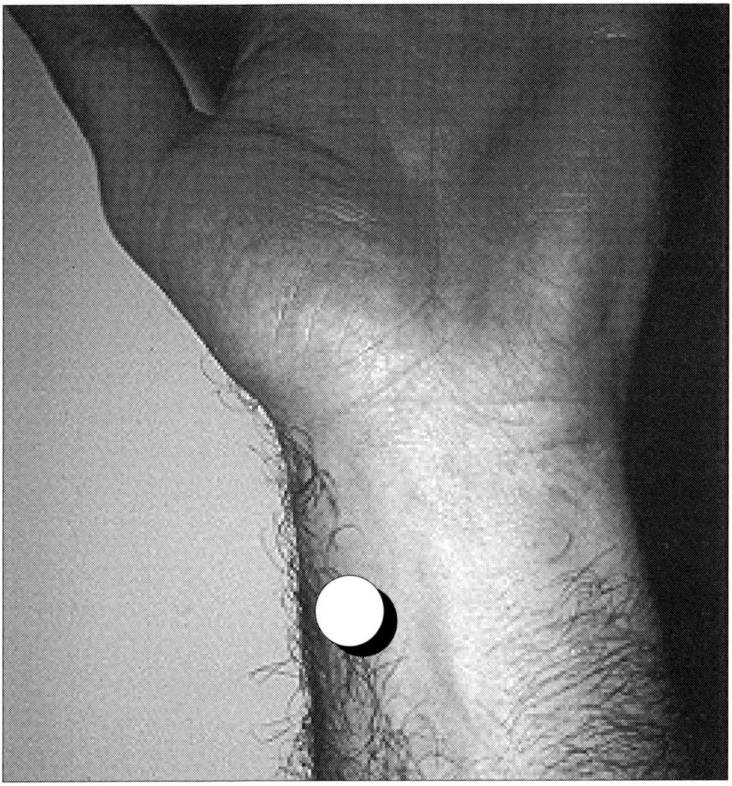

Abb. 35 Kopfschmerzpunkt „Lunge 7" (3 Querfinger oberhalb des Handgelenkes).

Handelt es sich bei den Kopfschmerzen um einen Leereschmerz, führt das Drücken des Yang-Kardinalpunktes (Dünndarm 3), der Energie in den Kopf bringt, zu einem Nachlassen der Kopfschmerzen.

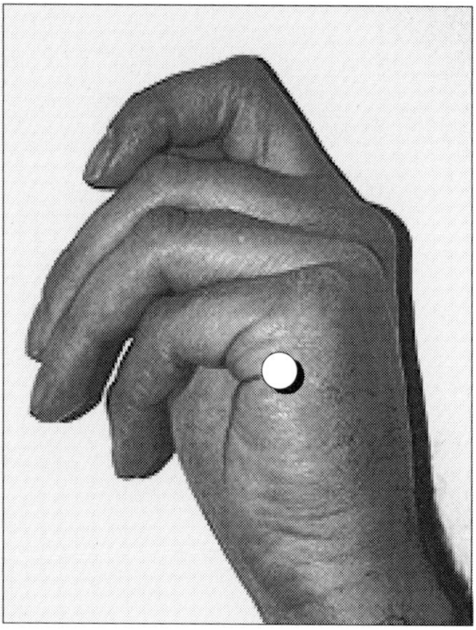

Abb. 36 Kopfschmerzpunkt „Dünndarm 3".
(Am Ende der dicksten Falte, die sich bei Faustschluß bildet.)

Da man jedoch im vorhinein nie weiß, ob es sich um einen Fülle- oder Leereschmerz handelt, prüft man immer *beidseits* beide Kardinalpunkte. Auf den/die Punkt(e), auf dem/denen ein Nachlassen des Schmerzes zu verspüren ist, ist solange zu drücken, bis der Schmerz verschwunden ist. Oft wiederkehrende Kopfschmerzen sollten jedoch unbedingt ärztlich abgeklärt werden.

Reisepunkte

Zur Vorbeugung und Linderung von Reisekrankheiten drückt man folgende Punkte:

Kreislauf 6, Dickdarm 4, Leber 3

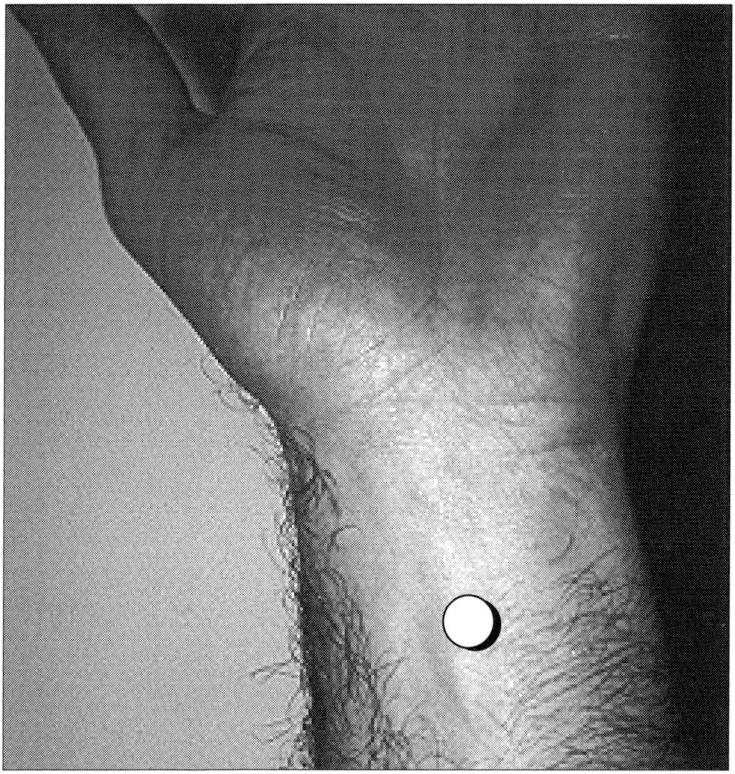

Abb. 37 Reisepunkt „Kreislauf 6", 3 Querfinger oberhalb des Handgelenkes.

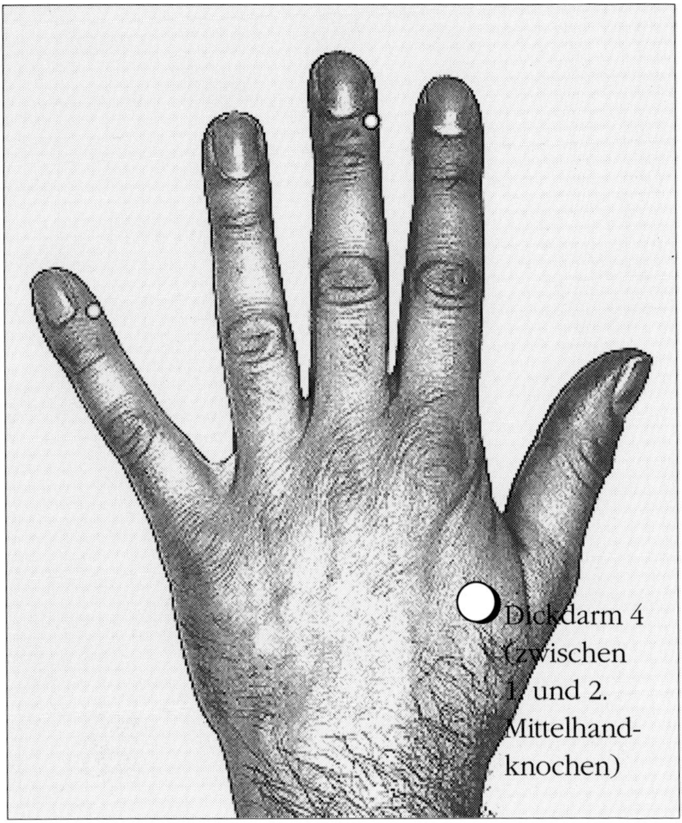

Abb. 38 Reisepunkt „Dickdarm 4".

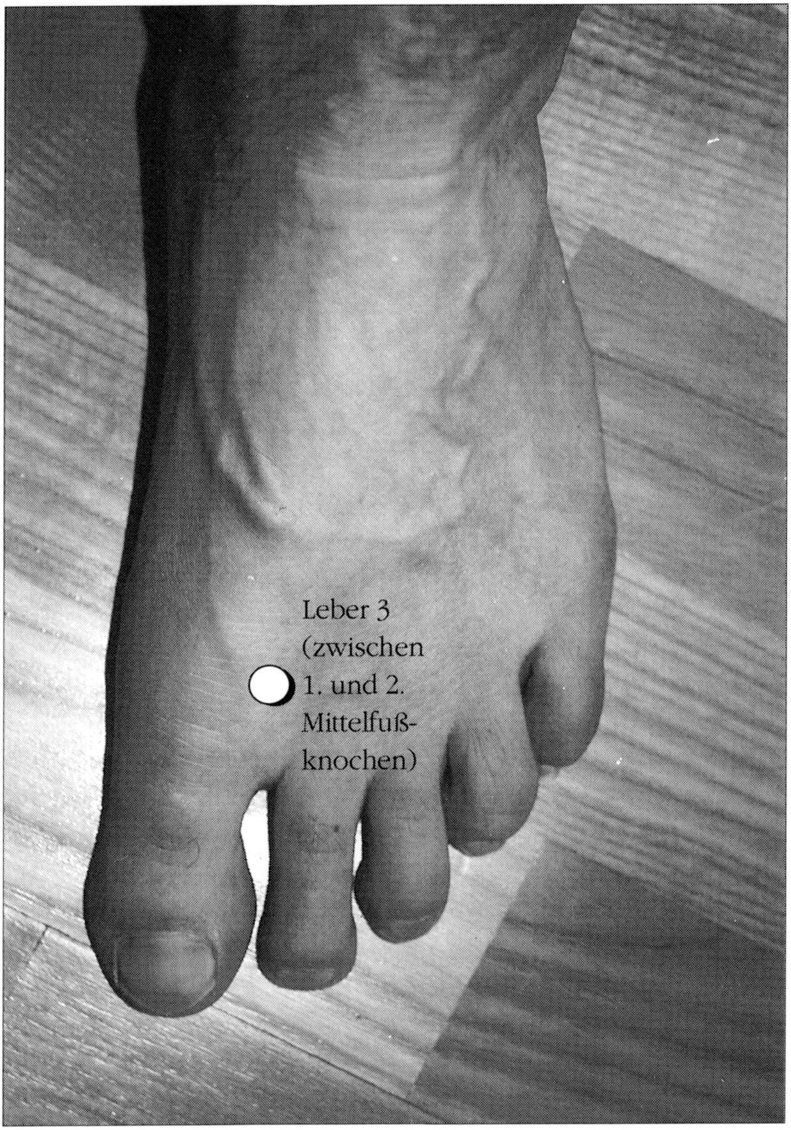

Abb. 39 Reisepunkt „Leber 3".

Augenpunkte

Augenpunkte befinden sich im Gesicht und am Ohr.

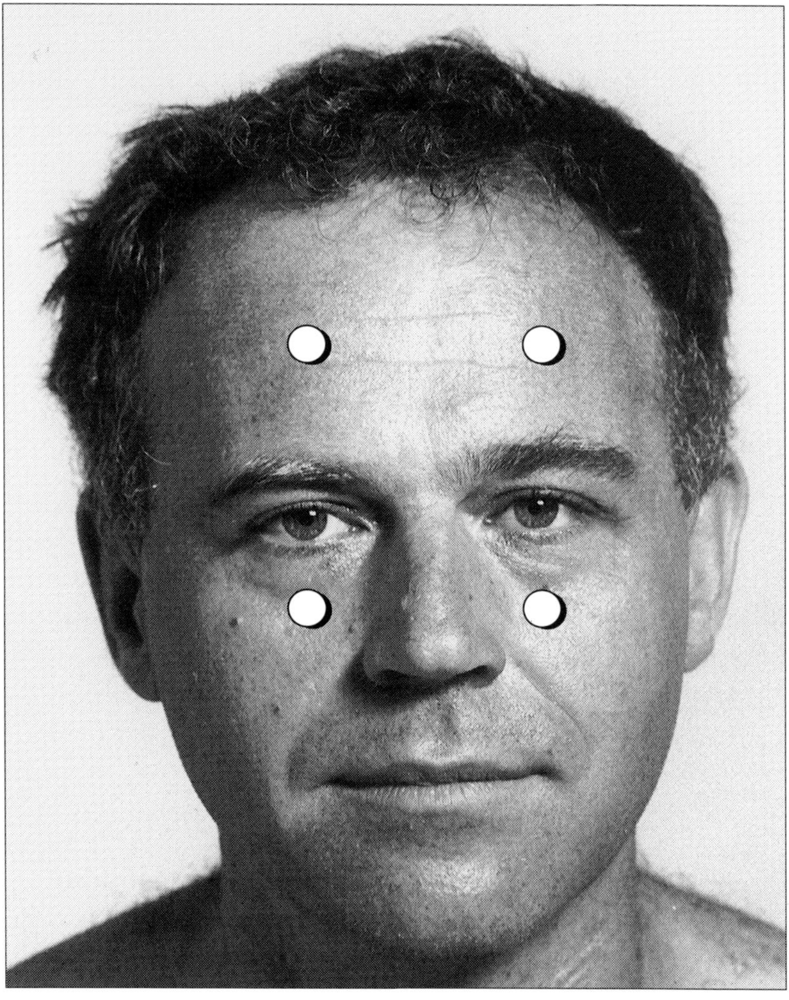

Abb.40 Die Augenpunkte im Gesicht.

Die Augenpunkte im Gesicht befinden sich in der Mitte der Augenbrauen in der Höhe der Stirnbeinhöcker und Mitte Jochbein in einer senkrechten Verbindung zur Pupille.

Die Punkte im Gesicht werden etwa 15 Sekunden gedrückt, zum Beispiel mit dem Fingernagel.

Sie wirken lösend auf den Augenhintergrund und die Stirn- und Kieferhöhlen.

Der Augenpunkt am Ohr befindet sich jeweils am rechten und linken Ohrläppchen.

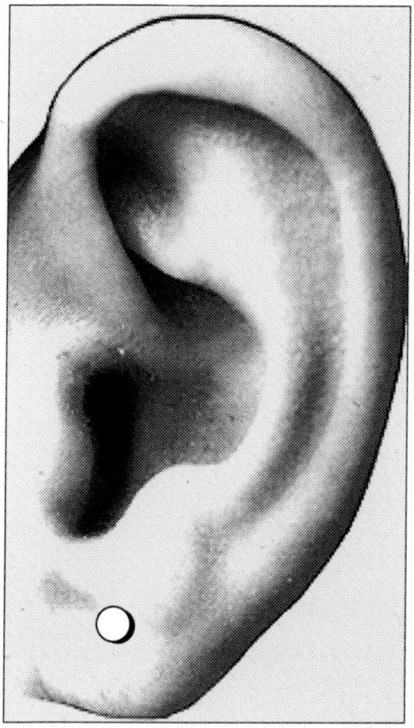

Abb. 41 Der Augenpunkt am Ohrläppchen.

Generationen vor uns wußten bereits um die sehkraftstärkende Wirkung eines goldenen Ohrringes. Die Wirkung beruht einerseits auf der Stimulierung des Augenpunktes (Mitte Ohrläppchen), andererseits auf der energiegebenden Wirkung des Goldes, jedoch nur, wenn es sich um einen energetischen Leerezustand handelt.

Wichtig ist, daß der Ohrring genau auf dem Augenpunkt angebracht wird, denn ansonsten könnten unbeabsichtigte Wirkungen erzielt werden, daher sei vor allem jungen Menschen nachdrücklich davon abgeraten, sich mehrere Löcher stechen zu lassen.

Dazu ein Beispiel: Ein junger Mann ließ sich ein zweites Loch

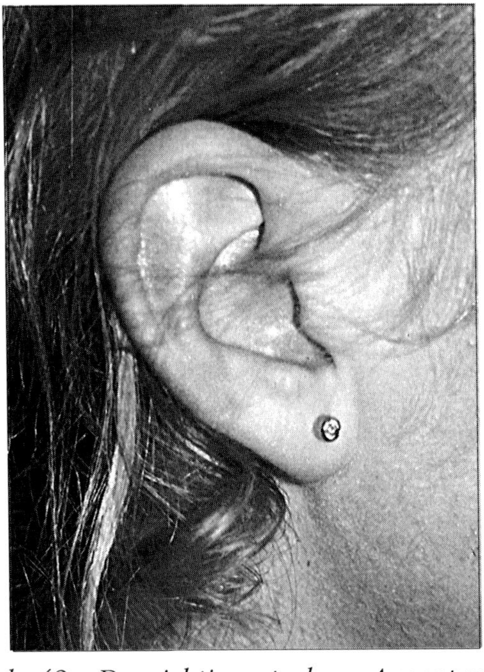

Abb. 42 Der richtig gestochene Augenpunkt.

stechen. Nachfolgend fiel auf, daß er häufiger müde war. Eine fachmännische Untersuchung ergab, daß der erwähnte zweite Punkt der Einschlafpunkt war!

Ohrakupunktmassage

Eine andere Form der Akupunktmassage ist die Ohrakupunktmassage (OAM). Dabei werden die in der Ohrmuschel liegenden reflektorischen Zonen aktiviert, die ihrerseits einzelnen Regionen im Körper zugeordnet sind, ähnlich wie bei der Fußreflexzonenmassage.

Bereits in vergangenen Hochkulturen kannte und nützte man die Reflexzonen des Ohres.

In den fünfziger Jahren dieses Jahrhunderts wurde dieses alte Wissen vom Franzosen Dr. Paul Nogier wieder aufgegriffen. Er entwickelte daraus die französische Schule der Akupunktur. Nogier war aufgefallen, daß viele seiner Patienten, die an Kreuz- bzw. Ischiasbeschwerden gelitten hatten, Narben an bestimmten Punkten im Ohr aufwiesen. Diese Narben stammten von Kauterisationen (Brennungen), die von Außenseitermedizinern durchgeführt worden waren. Diese Beobachtung regte ihn zu weiteren intensiven Forschungen an.

Bereits bei der Geburt des Menschen ist das Ohr wie kein anderes Organ entwickelt. Bestimmte Anlagen sind bereits erkennbar.

Die Projektion des Körpers im Ohr ist vergleichbar mit einem Embryo im Mutterleib, das den Kopf nach unten gerichtet hat. Daher entspricht auch das Ohrläppchen dem Kopf, und an der obersten Stelle des Ohres finden wir Reflexfelder der Zehen.

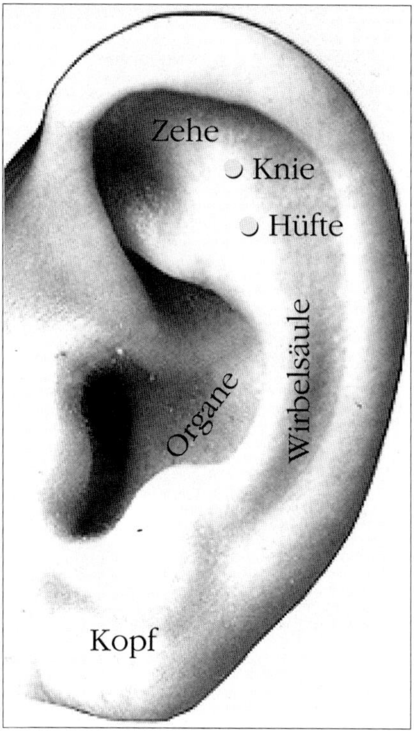

Abb. 43 Die Projektion des menschlichen Körpers in der Ohrmuschel.

Ein Massieren des Ohres führt zu einer verbesserten energetischen Versorgung des gesamten Körpers.

Hervorzuheben ist die Wirbelsäule, die sich reflektorisch an der knorpeligen Vorwölbung parallel zum Ohrrand darstellt. Ein Ausstreichen von unten beginnend (Halswirbelsäule) entlang der gebildeten Rundung nach oben auf der Ohrvorderseite und der Ohrrückseite bewirkt eine Harmonisierung der Wirbelsäule und der Rückenmuskulatur. Besonders unterstützend wirkt das Auftragen der „Amazonas-Essenz", wie im Kapitel Essenzen bereits erwähnt, auf die Reflexzone der Wirbelsäule.

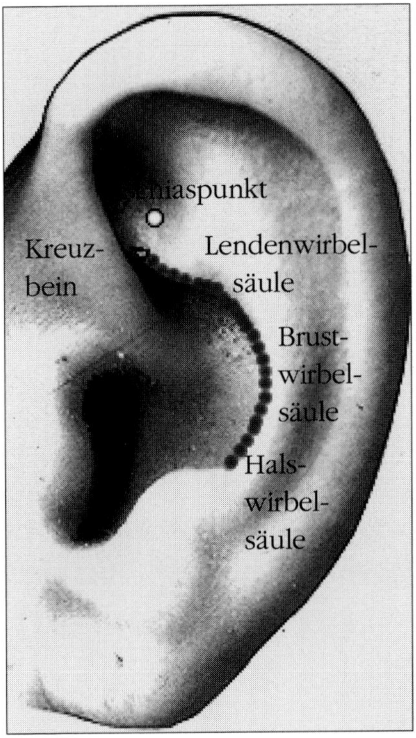

Abb. 44 Die Projektion der Wirbelsäule.

Bei Konzentrationsschwierigkeiten, Leeregefühl im Kopf empfiehlt es sich, das Ohrläppchen zu reiben, beziehungsweise unter leichtem Druck zwischen Daumen und Zeigefinger zu nehmen.

Weitere Möglichkeiten des Energieausgleiches

Wasser

Wasser ist Leben! In der Entwicklung des Lebens auf der Erde spielte „Wasser" eine entscheidende Rolle. Zuerst waren nur im Wasser primitivste Lebewesen. Erst im Zuge der Evolution wurde dann auch das Land besiedelt.

Wie wichtig Wasser für unser Leben ist, zeigt auch die Tatsache, daß ein Mensch nur vier bis fünf Tage ohne Wasser, jedoch bis zu fünfzig Tage ohne Nahrung leben kann.[39]

Wasser ist in allen Organismen diejenige Substanz, die mengenmäßig am meisten vorhanden ist. In der tierischen Zelle sind dies 80–85% des Gewichtes.[40]

Wasser ist nicht nur ein wichtiges Strukturelement des menschlichen Körpers, sondern auch ein wichtiges Transportmedium: z. B. von Spurenelementen, Mineralien, Vitaminen oder auch für die Ausscheidung von Giftstoffen über die Harnwege.

Für Kleinkinder, ältere oder rekonvaleszente Menschen kann bereits der Verlust geringerer Mengen von Wasser zu einer ernsthaften Gesundheitsgefährdung führen, bedingt durch eine Entgleisung des Elektrolythaushaltes.

Auch eine Reihe sehr bekannter Vitamine sind in Wasser gelöst: Vitamin C, der Vitamin-B-Komplex und Vitamin H.[41]

Interessant ist die Reaktion des Körpers auf Wassermangel: Das erste Symptom ist das Durstgefühl. Ein Wassermangel bedeutet auch einen Anstieg des Salzgehaltes im Körper. Daneben produziert der Hypophysenhinterlappen vermehrt auch das antidiuretische Hormon (ADH),[42] welches die Wasserausscheidung über die Niere bremst. Alkohol hemmt die Bildung dieses Hormons auch noch mehrere Stunden nach dem Genuß desselben, was zu einem „Brand" führt.

Auch in vielen Körpersekreten ist Wasser enthalten.

Es muß ausdrücklich betont werden, daß hier die *Aufnahme von reinem* H_2O gemeint ist, also reinem Quellwasser. Die Verfasser sind sich allerdings bewußt, daß das Wasser mancher Wasserversorgungsanlagen nicht mehr den Anforderungen an ein gesundes Trinkwasser entspricht, ja sogar teilweise gesundheitsgefährdend oder -schädlich sein soll.

Es ist auch nicht die Wasseraufnahme durch irgendwelche (zuckerhaltigen) Säfte oder alkoholischen Getränke gemeint, ebensowenig die Wasseraufnahme durch Milch, Kaffee oder Tee. Letztere gelten nach Prof. Kollath als Nahrungsmittel und nicht als Getränk.[43]

Bemerkenswert sind auch Untersuchungen, nach denen Mineralwässer teilweise nicht als Trinkwasser zugelassen würden.[44]

Was ist zu tun?

Trinken Sie bewußt Wasser, damit die Energie im Körper besser fließen kann.

Nach Thie[45] sollte ein gesunder Mensch mindestens 20 g Wasser pro Kilogramm Körpergewicht zu sich nehmen (für 50 kg Körpergewicht bedeutet dies 1Liter reines Wasser) und mindestens doppelt soviel zu Zeiten von Streß und Krankheit. Ein Teil des benötigten Wassers wird auch durch Obst und Gemüse aufgenommen.

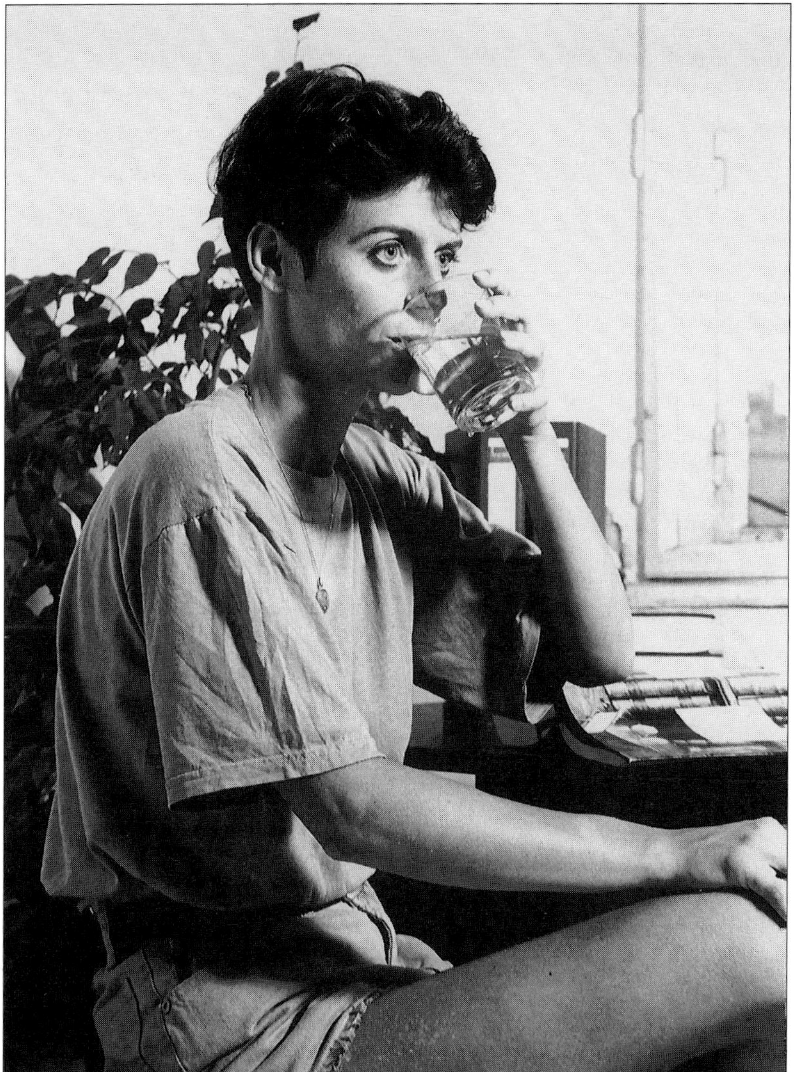

Abb. 45 Lassen Sie das Wassertrinken zu einer Gewohnheit werden!

Es gibt Menschen, die ganz unbewußt zum Glas Wasser greifen, wenn sie unter Streß und Anspannung stehen. Auch der Genesungsprozeß kann durch den Genuß von Wasser positiv unterstützt werden: Ein Mann mittleren Alters kam vor den Weihnachtsfeiertagen ins Krankenhaus. Er erzählte, extrem unter Streß zu leiden. Nach den Weihnachtsfeiertagen bedankte er sich für die Empfehlung, viel Wasser zu trinken. Er berichtete von einer spürbaren Unterstützung seines Genesungsprozesses.

Falls Sie zu den Menschen gehören, die zuwenig trinken, beziehungsweise selten Durst verspüren, machen Sie das Wassertrinken zu etwas Besonderem: Richten Sie sich eine schöne Karaffe, gefüllt mit Wasser, und ein Trinkglas her. Stellen Sie beides an einen gut sichtbaren und leicht erreichbaren Ort und greifen Sie so oft wie möglich nach einem Glas Wasser!

Unsere Ernährung

Menschen, die unter Streß leiden, haben im allgemeinen eine sehr hektische Lebensführung. Sie haben es immer eilig und nehmen sich wenig Zeit für die Pflege von Körper und Geist. Essen und Trinken wird zur reinen *Nahrungsaufnahme* im Gegensatz zu einer *Eßkultur*. Man stopft einfach etwas in sich hinein, egal was, es muß nur schnell gehen. Häufig wird getrachtet, vordergründige Bedürfnisse zu befriedigen, etwa nach Süßem, fast food . . .

Man beachtet und überlegt nicht lange, ob der Körper mit der

Nahrung auch die notwendigen Ballaststoffe, Vitamine, Spurenelemente etc. erhält.

Eßkultur bedeutet ein bewußtes Aufnehmen und Genießen von Nahrung. Dabei kommt auch der Umgebung, in der man ißt, Bedeutung zu: ein schön gedeckter Tisch, liebevoll angerichtete Speisen, dezente Musik, . . . Der Phantasie sind hier wohl kaum Grenzen gesetzt. Essen kann auch einen meditativen und beschaulichen Charakter bekommen. In diesem Sinne kann zum Beispiel ein Tischgebet[46] verstanden werden, beziehungsweise sich für das Essen zu bedanken.

Schon Hippokrates stellte fest, daß den Menschen die Energie der aufgenommenen Nahrung prägt. Nimmt er über längere Zeit denaturierte Nahrung zu sich, werden auch seine Körperenergien negativ beeinflußt.

Es ist jedem klar, daß die Lebensdauer eines Automotors von einer regelmäßigen Pflege abhängt, daß ein unreiner Treibstoff die Motorleistung herabsetzt, ein regelmäßiger Ölwechsel notwendig ist etc.

Unser Körper hat glücklicherweise Fähigkeiten, negative Reize auszugleichen, aber nicht unbegrenzt. Je älter der Mensch wird, umso mehr nimmt diese Fähigkeit des Ausgleichens ab: Reize, die früher einfach „weggesteckt" wurden, werden als immer belastender empfunden. Junge Menschen finden es gar nicht störend, wenn sie ihre Mahlzeiten oft nur im Stehen hinunterschlingen oder die Nacht zum Tag machen. Wird man jedoch älter, empfindet man einen Schlafmangel, vielleicht auch verbunden mit übermäßigem Alkohol- und Nikotingenuß, als belastend. Durch zunehmende ungünstige Reize steigt auch die Zahl der jungen Menschen, die diese Reize nicht mehr aus eigener Kraft ausgleichen können. Die Zahl der Allergien steigt immer mehr, und häufig wird die Ursache in einer Nahrungsmittelunverträglichkeit gefunden. Einseitige Ernährung, die teilweise auf Ertrag ausgerichtete Qualität der Lebensmittel, machen Hauptnahrungsmittel wie Milch, Weizen, Eier und Kartoffel zu Produkten, die ursächlich nicht mehr vertragen werden. Diese Unverträglichkeit ist oft die Ursache für andere Allergien. Derartige Unverträglichkeiten spiegeln sich bereits sehr frühzeitig auf der Energieebene. Eine Beachtung dieser Ebene bringt frühzeitig wertvolle Informationen über Unverträglichkeiten, deren Beachtung häufig große Unannehmlichkeiten ersparen würde.

Über die *richtige* Ernährung wurde schon eine große Anzahl von Büchern, teilweise widersprüchlichen Inhalts, geschrieben. So ist auch die Aussage zu verstehen: „Lesen Sie alle Diätbücher und dann essen Sie, was Ihnen schmeckt!" Wir müssen diesen Satz aber noch erweitern: Essen Sie nicht nur, was Ihnen schmeckt, sondern versuchen Sie, wieder zu erlernen, daß Sie spüren, ob Ihnen ein Nahrungsmittel auch wirklich guttut. Je gesünder ein Körper ist, umso genauer spürt er auch, was er im Moment braucht. Damit ist man nicht mehr vom Wissen anderer abhängig, sondern kann eigenverantwortlich entscheiden.

Zwei Nahrungsmittel lassen sich finden, die von fast allen Fachleuten als der Gesundheit nicht zuträglich eingestuft werden: Es sind dies der weiße Zucker und das Auszugsmehl.

Zucker

Für alle Zuckerarten gilt, daß für ihren Abbau Vitamine des Vitamin-B-Komplexes notwendig sind. So darf man sagen, „Zukker ist ein Vitamin-B-Räuber".[47] Ernährt man sich einseitig und liebt man es „süß", so kann die Situation entstehen, daß man zuwenig Vitamin B zu sich nimmt und dies überdies für die Verdauung des Zuckers benötigt wird, es deshalb an anderer Stelle, z. B. im Nervensystem, in zu geringem Ausmaß zur Verfügung steht.

Industriezucker besteht, ebenso wie das ausgemahlene Mehl, aus isolierten Kohlehydraten. Durch die industrielle Aufbereitung des Zuckers sind ihm alle Vitalstoffe entzogen worden.[48]

Die bekanntesten Fabrikzuckerarten kommen auch in der Natur vor, nur sind sie hier in ein Ganzes eingebettet.

Ein Hormon der Bauchspeicheldrüse, das Insulin, spielt eine wichtige Rolle bei der Zuckerverarbeitung. Zu hoher Konsum von Zucker kann in weiterer Folge zu einer Erkrankung der Bauchspeicheldrüse führen: Insulin senkt den Zuckerspiegel im Blut; je mehr Zucker zugeführt wird, desto mehr Insulin muß produziert werden. Durch diese ständige Überforderung kann es zu einer Erschöpfung in den Langerhans'schen Inseln, der Produktionstelle des Insulins, kommen. Die Folge ist eine Erhöhung des Zuckerspiegels im Blut, was die Gefahr eines Diabetes (= Zuckerkrankheit) mit sich bringt.

Besonders verhängnisvoll ist die Kombination von Auszugsmehlen und Industriezucker, denn für den Abbau von Zucker wird Vitamin B benötigt, im Auszugsmehl ist es aber nicht vorhanden.

Auszugsmehl

Vollkornmehl, bei dem das ganze Getreidekorn gemahlen wird, ist nur einige Wochen haltbar, da der Keim fetthaltig ist. Das schafft besonders bei der Versorgung größerer Städte Probleme; so entstand der Wunsch nach einem länger haltbaren Mehl: Der ölhaltige Keim wurde entfernt, man hatte ein haltbares Mehl, allerdings auf Kosten des Nährwertes. Ebenso wurden die keimfähi-

schichten entfernt, die man früher nur für nutzlosen Ballast hielt, heute weiß man, daß sie für unsere Ernährung und Verdauung äußerst wichtig sind. In Apotheken kauft man heute diese Ballaststoffe um teures Geld.

Wie wichtig die Ernährung mit Vollkornprodukten ist, zeigt folgende Beobachtung:[49] Ratten, die nur mit weißem Mehl gefüttert wurden, starben nach wenigen Wochen, während sie bei Ernährung mit Vollkornmehl gesund blieben.

Den Verlust an Vitalstoffen des weißen Auszugsmehls gegenüber dem Vollmehl macht die nachfolgende Tabelle deutlich:[50]

	Weiß- oder Graumehl mg je kg	Vollkornmehl mg je kg
Provitamin A	–	3,3
Bitamin B_1	0,7	5,1
Nicotinsäure-amid	7,7	57,0
Pantothensäure	23,0	50,0
Vitamin E	–	24,0
Kalium	1150,0	4730,0
Calcium	60,0	120,0
Eisen	7,0	44,0

Vitamine

Vitamine sind essentielle, organische Nahrungsfaktoren, die in sehr geringen Mengen aufgenommen werden müssen, da sie der Körper selber nicht erzeugen kann. Sie werden aber für den Zellstoffwechsel unbedingt benötigt. Vitamine werden von Pflanzen gebildet.

Völliges oder teilweises Fehlen führt zu Vitaminmangelerscheinungen (Avitaminose).

Bekannt ist zum Beispiel die Beriberi-Krankheit: Der Holländer Eyjkmann[51] entdeckte diese Krankheit zu Ende des vorigen Jahrhunderts bei Gefangenen in Java. Die Krankheit führte zu Lähmungen und letztlich zum Tod. Aufgrund eingehender Analysen kam er zu dem Schluß, daß die Krankheit ernährungsbedingt sein müsse: Die Häftlinge bekamen damals ausschließlich geschälten und polierten Reis zu essen. Nach der Ansicht von Eyjkmann müssen in den äußeren Schichten des Reiskornes Stoffe sein, deren Fehlen die Beriberi-Krankheit hervorruft. Man bezeichnet diesen Stoff als Vitamin B (Lebenseiweiß B).

Heute kennt man mehr als zwanzig Vitamine, deren Bedeutung für den Organismus noch nicht vollständig erforscht ist.

Im Zusammenhang mit Streß erscheint der Vitamin-B-Komplex von besonderer Wichtigkeit für das Nervensystem. „Wegen seiner zentralen Bedeutung für Stoffwechselvorgänge"[52] nimmt er eine besondere Stellung ein. Für einen Mangel an **Vitamin B** ist besonders das Nervensystem anfällig.

Auch **Vitamin C** erhöht die Anpassungsfähigkeit des Körpers bei Streß.

Der gesamte **Vitamin-B-Komplex** ist zum Beispiel enthalten in:[53]

Bierhefe, Haselnüssen, Magermilchpulver, Sojaprodukten, Sonnenblumenkernen, Weizenkeimen.

Vitamin B_1 spielt für die Verdauung der Kohlehydrate eine besondere Rolle. Weißer Zucker gilt als Vitamin-B_1-Räuber. Der (übermäßige) Genuß von Industriezucker kann daher einen Vitamin-B_1-Mangel erzeugen. Vitamin B_1 beeinflußt auch den Stoffwechsel im Gehirn und den Wasserhaushalt.

Vitamin B_1 ist besonders auch für den Stoffwechsel im Nervensystem und der Kohlehydrate von Bedeutung.

Mangelerscheinungen können sein:[54]. Beriberi-Krankheit, Neuralgien, Nervenschwäche, Depressionen, Vergeßlichkeit.

Vitamin B_1 kommt zum Beispiel vor in:[55] Silberhäutchen des Getreides, Hefe, Fleisch, Kartoffeln, Früchten.

Vitamin B_2 und **Nikotinamid** (B_2-Faktor) beeinflussen positiv unser Gemüt und wirken entlastend bei häufigen Kopfschmerzen.

Vitamin B_2 kommt vor in:[56] Hefe, Getreidekeimen, Nüssen, Grünpflanzen, Trockenobst, Eiern, Fleisch, Geflügel.

Nikotinamid kommt vor in:[57] Hefe, Weizenkleie, Hafer, Vollkornprodukten, Milch, Fisch.

Vitamin B_6 greift in den Eiweißstoffwechsel ein.

Mangelerscheinungen können unter anderem sein: Hautausschläge, Muskelkrämpfe, Nervosität, Depressionen, Schlaflosigkeit.

Vitamin B_6 kommt vor in: Avocados, Bananen, Eigelb, Butter, Gerste, Hafer, Bierhefe, Kleie, Johannisbeeren, Paprikaschoten, Petersilie, Sanddorn.

Vitamin B_{12} hat Einfluß auf die Reifung der roten Blutkörperchen. Mangelerscheinungen können u.a. sein: Müdigkeit, Blässe, Gewichtsabnahme, Schwäche.

Vitamin B_{12} kommt vor in: Milch, Eiern, Fleisch . . .; normalerweise bilden die Darmbakterien reichlich B_{12}.

Vitamin C (Askorbinsäure) unterstützt die Immunkräfte des Körpers sowie die Anpassungsfähigkeit bei Streß. Vitamin C wird bei einer Reihe von Krankheiten wie „. . . Krebs und AIDS, Herz-

und Gefäßkrankheiten, Allergien, SIDS (Sudden Infant Death Syndrome), Asthma, Glaukom“[58] unterstützend angewendet.

Mangelerscheinungen traten früher bei Seeleuten auf ihren wochenlangen Seereisen ohne frisches Obst und Gemüse auf: Sie litten unter Skorbut. Erst als die Ursache für diese schreckliche Krankheit gefunden worden war, nahm man fässerweise Sauerkraut als Vitamin-C-Träger mit.

Mangelerscheinungen können sein: erhöhte Krankheitsanfälligkeit gegenüber Grippe und Erkältungen, Skorbut, Zahnfleischbluten, Gelenksschmerzen.

Vitamin C kommt vor in: Kartoffeln, Paprika, Zitrusfrüchten, Beeren, Salat.

Eine ausreichende Ernährung mit Obst und Gemüse erweist sich als sehr vorteilhaft.

Spurenelemente

Zur Aufrechterhaltung ihrer Lebensfuntkionen benötigt die tierische und pflanzliche Zelle eine Reihe von Mineralsalzen und Spurenelementen. Fehlen dem Organismus diese Stoffe, kommt es zu Mangelerscheinungen und Krankheit. Der deutsche Arzt Wilhelm Heinrich Schüssler („Schüssler-Salze“) ging so weit, daß er jegliche Erkrankung mit einem Mangel an Spurenelementen erklärte. Der Körper kann die Spurenelemente nicht selber herstellen, sie müssen mit der Nahrung aufgenommen werden. Im Zusammenhang mit Streß erscheinen die Spurenelemente Zink und Magnesium von besonderem Interesse. Eine genaue Analyse des Mineralstoffhaushaltes ermöglicht eine Haaranalyse in einem Speziallabor.

Thymusklopfen

Die Thymusdrüse liegt unter der oberen Hälfte des Brustbeins. Sie ist als kindliche Wachstumsdrüse von Bedeutung. Im Erwachsenenalter steht sie dann mehr im Dienste der Immunabwehr, indem sie unreife weiße Blutkörperchen, aus dem Knochenmark kommend, zu T-Lymphozyten (T= thymusabhängig) reifen läßt. Es konnte nachgewiesen werden, daß „die Verabreichung von Thymusextrakten die Immunabwehr steigern kann und dadurch einige Arten von klinischem Krebs geheilt werden können.“[59]

Mittlerweile konnte nachgewiesen werden, daß sie durch jegliche Art von Streß übermäßig schrumpft und entsprechend weniger ihre Aufgabe bei der Immunabwehr erfüllen kann. Die Größe der Thymusdrüse kann auch als Maßstab für die Lebensenergie gelten. Sie reagiert häufig als erstes auf negative Umweltenergie.“

Was ist zu tun?

Zur Stärkung der Thymusdrüse klopft man mehrmals leicht auf den oberen Teil des Brustbeins. Diese Technik ist sehr hilfreich, wenn man gerade mit einem besonderen Streßthema beschäftigt ist. Wichtig ist, daß man dies häufig macht, um eine anhaltende Stärkung der Thymusdrüse und damit seiner Lebensenergie zu erzielen.

Ohrenkerzen

Ohrenkerzen sind ein von Naturvölkern erprobtes Naturmittel, um den Energiefluß im Kopf- und Ohrenbereich zu verbessern.

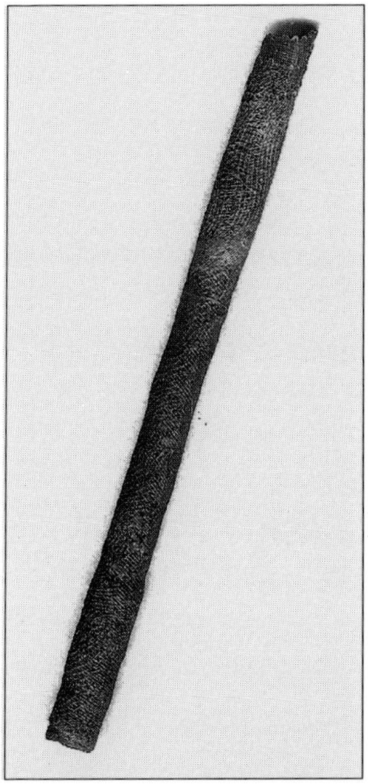

Abb.46 Ohrenkerze.

Eine Ohrenkerze ist ein etwa 20 cm langes Rohr. Ein Rohr, dessen Wände aus wachsgetränktem Gazegewebe bestehen und das innen hohl ist. Dem Wachs sind verschiedene Kräuter beigesetzt.

Anwendung:

Wendet man eine Ohrenkerze an, ist unbedingt ein Helfer notwendig, der die Kerze auf den Gehörgang richtig hält, um ein dichtes Aufsetzen auf den Gehörgang zu gewährleisten sowie Verbrennungen durch eine schief gehaltene Kerze oder ein Ansengen der Haare zu vermeiden. Bei der richtigen Anwendung und der Verwendung hochwertiger Kerzen sollten derartige Gefahren ausgeschlossen sein. Sollten Sie Bedenken oder weitere Fragen haben, informieren Sie sich bei der Bezugsquelle Ihrer Ohrenkerzen.

Bei entzündlichen Prozessen ist die Anwendung von Ohrenkerzen nicht angebracht.

Man bereitet zunächst ein volles Wasserglas und Wattestäbchen vor. Anschließend zündet man die Ohrenkerze über dem Wasserglas an und läßt diese abtropfen (2–3 Tropfen). Die brennende Ohrenkerze wird nun mit dem nicht brennenden Ende auf den äußeren Gehörgang aufgesetzt. Manchmal entweicht zu Beginn etwas Rauch, man setzt dann die Kerze etwas fester auf den Gehörgang auf, der Kerzenbeginn paßt sich rasch dem Gehörgang an, wenn sich das Wachs erwärmt hat.

Bevor dem Anwender oder Helfer zu warm wird, entfernt der Helfer die Kerze wieder und löscht sie im bereitgestellten Wasserglas.

Nach der Anwendung sollten Sie noch etwas ruhen und Wasser trinken.

Es soll pro Ohr eine ganze Kerze verwendet werden, die Anwendung erfolgt nacheinander, zuerst auf dem einen, dann auf dem anderen Ohr. Am angenehmsten ist es, wenn man entspannt in Seitenlage liegt, der Kopf wird eventuell gestützt.

Man unterscheidet beim Abbrennen der Kerze drei Phasen.[60]

1. In der *Einschleichphase* baut die Ohrenkerze im Ohr und

damit auch auf das Trommelfell einen leichten Unterdruck auf. Damit gelangt das Kräuterkondensat in den äußeren Gehörgang.

2. In der *Wärmephase* wirkt auf das Ohr eine milde Wärme, das Kräuterkondensat schlägt sich eventuell bereits im Gehörgang nieder. Die Durchblutung wird verbessert, das immunspezifische Abwehrsystem und die Zirkulation der Lymphe werden verbessert.
3. In der *Kaminphase* entsteht im Ohr ein Unterdruck, der Sekretfluß wird stimuliert, verstopfte Poren werden freigesetzt. Durch den Kamineffekt und die Wärme werden Schlackstoffe und Ablagerungen abtransportiert.

Nach dem Abbrennen kann man die Kerze aufschneiden: Man sieht den hellen Kondensatniederschlag, Schlackstoffe und Ohrenschmalz in Form dunklerer Verfärbungen im Kondensat.

Negative Energie – Schutz und Ableitung

Auf Kirchen und alten venezianischen Villen sieht man oft Hundeköpfe. Dieses Symbol soll die negative Energie fernhalten. Auch in der Natur findet man dieses Symbol, wie zum Beispiel im Felsengarten von San Spireil in der Nähe von Bayreuth.

Dieses alte Symbol dient, am Körper gehalten, einerseits dem Fernhalten von negativen Energien, andererseits zum Abladen bereits aufgenommener Energie. Mit der linken Hand formt man den Hundekopf, wobei Daumen, Mittelfinger und Ringfinger die Schnauze bilden, Klein- und Zeigefinger die Ohren. Die linke

Hand weist einige Zentimeter vom Kopf entfernt direkt auf den Gehörgang. Die andere Hand weist, vom Körper seitlich weggestreckt, zum Boden.

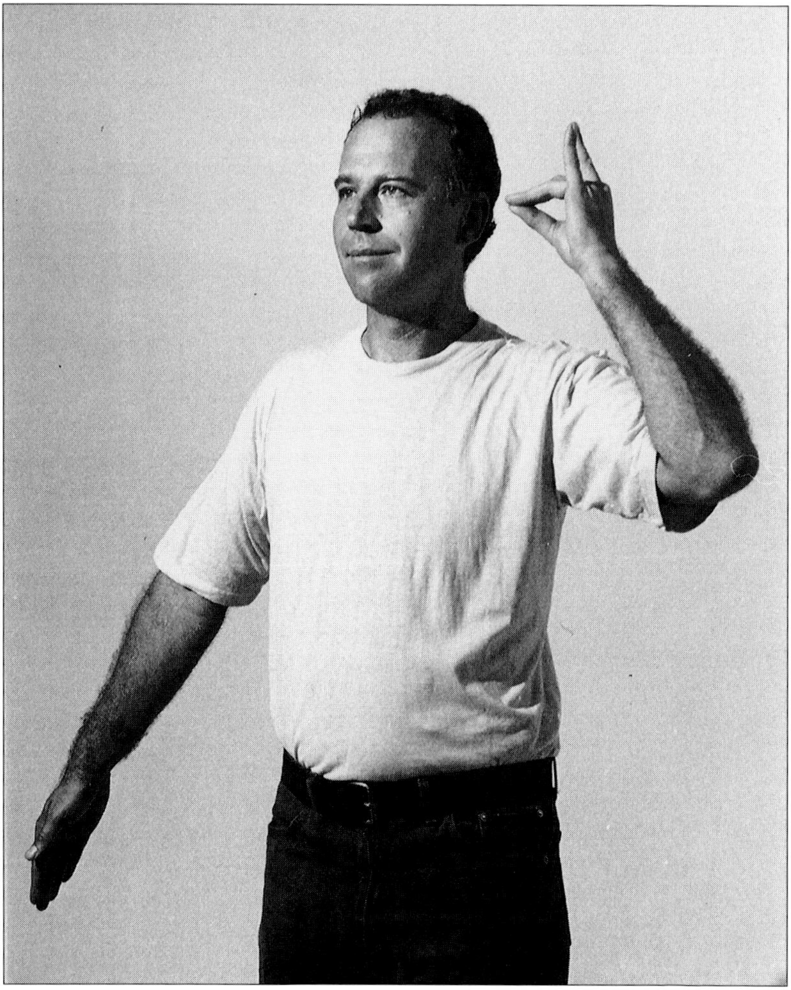

Abb. 47 Der Hundekopf.

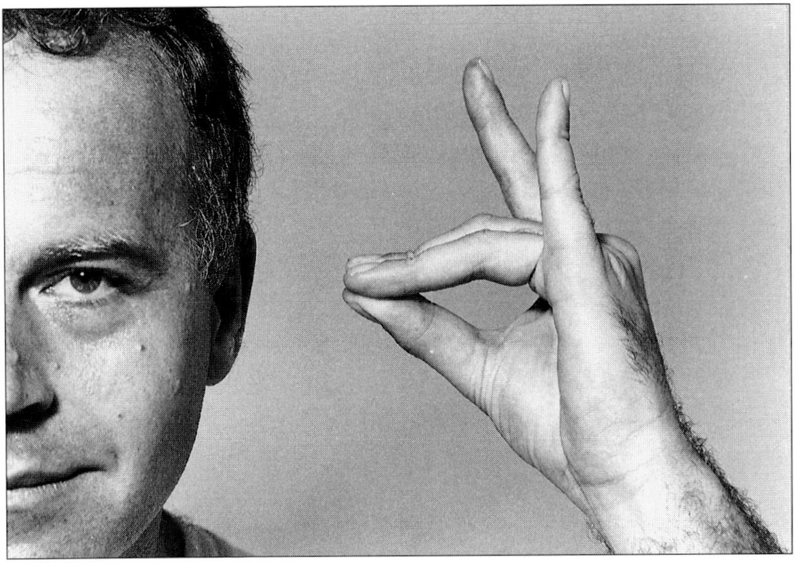

Abb. 48

Kommen Sie in einen Raum, wo Sie negative Energien fühlen, oder sehen Sie etwas, was Sie sehr belastet, oder haben Sie etwas Negatives erlebt, verwenden Sie den Hundekopf.

Halten Sie jedoch diesen Hundekopf nie auf einen anderen Menschen, denn so verwendet, würden Sie Ihr Gegenüber schwächen.

Laufen

Wenn hier vom Laufen geschrieben wird, ist nicht das Laufen gegen die Zeit, sondern ein Laufen mit der Zeit gemeint: etwas seinen Lauf lassen, etwas fließen lassen. Streß bedeutet oftmals Blockierung – was liegt also näher, als etwas zu tun, um es wieder laufen zu lassen.

Laufen erfordert eine Koordination der rechten und linken Gehirn- bzw. Körperhälfte. Manche Menschen versuchen zu laufen, es bedeutet ihnen aber eine Höllenqual, weil die Zusammenarbeit der beiden Körperhälften einfach nicht vorhanden ist.

Was bringt Laufen? Laufen bringt den ganzen Körper in Bewegung und in Fluß. Gerade in unserer heutigen Zeit, in der viele Menschen über Bewegungsmangel klagen, ist eine derartige Form der Bewegung vorteilhaft. Laufen stellt aber auch eine wunderbare Möglichkeit der Festigung der Zusammenarbeit der rechten und linken Gehirnhälfte dar, besonders dann, wenn eine Gehirnhälfte beruflich besonders gefordert wird, zum Beispiel in technischen Berufen die linke. Homolateralen Menschen, also Menschen, die mit der Zusammenarbeit der rechten und linken Gehirn- bzw. Körperhälfte Schwierigkeiten haben, sei angeraten, sich zunächst ausbalancieren zu lassen. So bereitet das Laufen einen echten Genuß!

Während des Laufens kommen oft besonders gute Ideen und Lösungen von Problemen, an denen man schon lange gearbeitet hat. Laufen dient aber auch einer psychischen Erholung. Während des Laufens läßt man die Natur auf sich wirken, saugt Eindrücke in sich auf oder läßt einfach seine Gedanken los. Begeisterte Läufer haben den Verfassern erzählt, daß sie eine Gegend „erlaufen" hätten. Sie hätten dabei mit der Natur[61] einen wesentlich intensiveren Kontakt bekommen und intensiver wahrgenommen, als wären sie nur im Auto gesessen.

Besonders interessant sind R.Dietrichs Ausführungen zum *Meditaitven Laufen,* wo er Übungen zum Thema *„Auslassen und Leermachen"* beschreibt:

„a) Man atmet länger aus als sonst mit dem Bild, daß man sich leer macht, leer wird. Man konzentriert sich auf das Leerwerden, atmet alles Alte, Belastende, Schlechte aus, hinaus (Reinigung).

b) Nach der Reinigung kann man sich vorstellen, daß man in der Ausatemphase alles in einem in die *große Leere,* die man sich vorstellt, hineinatmet."[62]

Gerade diese *große Leere* ist es, die gestreßte Menschen oft so dringend benötigen würden, aber nicht finden können.

Eine andere Möglichkeit, durch Bewegung neue Energien zu bekommen, bietet das von Dennison entwickelte *Brain Gym.*[63] Mit Hilfe von speziellen Bewegungsübungen kann der Streß auf bestimmte Themen, die den Energiestrom blockieren, reduziert werden (zum Beispiel auf die vergangene oder zukünftige Besprechung mit dem/der Vorgesetzten).

Entspannungsübungen

Bei jeder Art von Entspannungsübungen ist die Umgebung, in der die Übungen gemacht werden, wichtig. So soll unter anderem sichergestellt sein, daß Sie nicht unversehens durch andere Personen, durch das Läuten des Telefons etc. gestört werden.

Ist die Kleidung, die Sie gerade tragen auch wirklich bequem?

Welche Lichtverhältnisse sind Ihnen momentan besonders angenehm: ein eher dämmriges Licht, auch Kerzenlicht oder eine abgedunkelte Lampe, oder genießen Sie augenblicklich lieber die Kraft des warmen Sonnenlichtes?

Verbessern Sie die Raumatmosphäre mit Duftölen, legen Sie eine MC oder CD mit einer entspannenden Musik ein.

Stehen Sie nach einer Entspannungsübung nicht sofort auf, sondern gönnen Sie sich noch etwas Ruhe.

Eine Übung zum Loslassen

Legen Sie sich bequem und entspannt hin und atmen Sie tief in Ihren Bauch.

Beginnen Sie nun, bewußt die Zehenmuskulatur zu entspannen. Gehen Sie langsam weiter zu den Fußmuskeln, den Wadenmuskeln, dem Knie und der Oberschenkelmuskulatur. Spüren Sie, wie die Muskulatur weich wird und sich entspannt. Gehen Sie mit Ihrem Bewußtsein in Ihr Becken, atmen Sie in Ihr Becken und spüren Sie, wie es immer weiter, wärmer und gelöster wird. Verweilen Sie in jedem Bereich so lange, bis Sie spüren, daß die Muskulatur weich, warm und von Energie durchflutet wird.

Fühlen Sie, wie die Energie weiter Ihren Bauch durchflutet, angespannte Muskeln sich lösen. Gehen Sie nun gezielt zu den Unterarmen und den Händen. Spüren Sie die Schwere Ihrer Arme.

Die Halsmuskulatur wird weich und gelöst, die Kiefermuskulatur entspannt sich, und der Mund öffnet sich leicht. Fühlen Sie die wohltuende Entspannung der Gesichtsmuskeln, die Entspannung der Augen, die Glättung der Stirnfalten und spüren Sie, wie Ihr Kopf schwer und gelöst auf der Unterlage ruht.

Nehmen Sie die wohlige Schwere Ihres Körpers wahr und genießen Sie Ihren entspannten Zustand.

Chakrenausgleich

Für diese Übung benötigen Sie einen Partner.

Bereiten Sie Ihrem Partner eine wohlige Entspannungsatmosphäre. Geben Sie ihm das Gefühl, für die nächste halbe Stunde nur für ihn dazusein.

Ihr Partner legt sich bequem und entspannt hin und schließt seine Augen. Streichen Sie ihm einige Male seine Aura, ohne den Körper zu berühren, glatt. Zur Harmonisierung der Chakrenenergie können Sie auch Farbkarten, Edelsteine, positive Affirmationen oder Blütenessenzen auf die Chakren legen. Verlassen Sie sich bei der Auswahl auf Ihre Intuition bzw. auf das Wohlbefinden Ihres Partners.

Falls Sie den Muskeltest beherrschen oder mit einem Pendel arbeiten können, ermöglicht Ihnen dies eine gezielte Auswahl.

Legen Sie Ihre Hände entweder nacheinander auf ein Chakra oder verbinden Sie immer zwei Chakren, beginnend mit der Verbindung des ersten und letzten Chakras.

Lassen Sie Ihre Hände immer so lange darauf ruhen, bis Sie das Gefühl haben, daß nun genügend Energie fließt. Manche Menschen spüren dies in Form von Wärme. Lassen Sie Ihren Partner ruhig noch eine Weile liegen, decken Sie ihn eventuell zu.

Rahmenbedingung

Viele negative Reize aus unserer Umwelt, die in unserem Körper Streß erzeugen, können wir nicht ausschalten. Wir können uns aber zum Beispiel an unserem Schlaf-, Wohn- und Arbeitsplatz Rahmenbedingungen schaffen, die für Körper und Geist vermehrt positive Reize darstellen und unseren Körper bei der Wiederherstellung unserer energetischen Balance unterstützen: einerseits durch verschiedene Übungen, andererseits durch die Schaffung von Rahmenbedingungen, damit sich unser Körper entspannen und regenerieren kann.

Versuchen Sie, einige Rahmenbedingungen *selbst in die Hand zu nehmen*. Das Argument, „ich kann ja eh nichts machen", ist teilweise eine Ausrede, weil man vielleicht augenblicklich zu träge ist, etwas zu verändern, oder weil man Angst vor den Folgen einer Veränderung hat.

Mein Schlafplatz

Immer mehr Menschen wünschen sich einen besseren und regenerativeren Schlaf und sind bereit, dafür auch große finanzielle Mittel aufzuwenden. *Schlaflosigkeit* ist beinahe zur Volkskrankheit geworden. Als Ursache werden Reizüberflutung, vegetative Dystonien, finanzielle Sorgen, Probleme mit dem Partner und den Kindern, berufliche Überbelastungen und Unzufriedenheit, falsche Ernährung, usw. angegeben, alles Reize, die uns auch energetisch „aus dem Häuschen bringen".

Unser Schlafplatz ist ein wichtiger Ort der Erholung. Überlegen Sie einmal, was Ihnen Ihr Schlafplatz bedeutet. Wieviel Liebe und Sorgfalt wenden Sie für die Gestaltung Ihres Schlafplatzes auf? Bietet Ihnen Ihr Schlafplatz Geborgenheit? Empfinden Sie Ihn kuschelig und warm? Oder bekommen Sie Streß, wenn Sie an die nächste Nacht denken, weil Sie wieder nicht schlafen können und/oder am nächsten Morgen wie gerädert erwachen? Wenn dies der Fall ist, überlegen Sie

a) Möglichkeiten der Belastung Ihres Schlafplatzes

Überprüfen Sie zunächst auf:

- *geopathische Störfelder*
  Wenn Sie Hauskatzen besitzen, beachten Sie deren Lieblings- und Schlafplätze. Sie suchen sich Plätze, die in vielen Fällen geopathisch belastet sind. Hunde hingegen sind „Strahlenflüchter“.[64]
  Wachen Sie in Ihrem Bett häufig ganz verdreht auf? Meiden Sie im Schlaf bestimmte Stellen des Bettes? Versuchen Sie, Ihr Bett einmal an eine andere Stelle zu stellen. Hat sich etwas verändert?
  Empfehlenswert ist eine geopathische Kontrolle auf Wasseradern oder sonstige Erdstrahlen durch einen seriösen Radiästheten. Nicht selten wurde eine geopathische Belastung an Schlafstellen gefunden, auf denen Menschen schwer erkrankten oder sogar den Tod fanden.

- *elektromagnetische Felder*
  Unser Äther ist ständig erfüllt von elektromagnetischen Wellen aus verschiedensten Quellen: Kommerzielle Radio- und Fernsehsender, Funkgeräte, Tragbartelefone, Satelliten, Ne-

onröhren. Sie können sich aber dennoch vor unnötigen Wellen schützen: Vermeiden Sie in Ihrem Schlafzimmer elektrische Geräte, besonders Geräte mit eingebautem Schwingquarz, wie zum Beispiel Radiowecker, in Ihrer Nähe.
Alle spannungsführenden elektrischen Leitungen sind von einem elektromagnetischen Feld umgeben. Sogar Steckdosen können zum Störfeld werden. Aus diesem Grund wurden für Steckdosen eigene Abdeckungen konstruiert.
Mit *Fernsehgeräten* ist das so eine Sache. Von Technikern wird immer wieder versichert, das die modernen Geräte nicht mehr strahlen. Möglicherweise stellen diese Geräte für uns aber eine ganz andere Reizquelle dar: Die Bildröhre sendet kein Gleichlicht aus. Man kann dies selber feststellen, wenn man nicht direkt in die Bildröhre, sondern etwas seitlich blickt: Das Bild flimmert leicht. Beim Blick in die Röhre wird dieses Flimmern nicht bewußt wahrgenommen; es stellt aber mit Sicherheit eine unbewußte Reizung des Nervensystems dar (Wie fühlen Sie sich, wenn Sie lange in einen Monitor geschaut haben?). Erblicke ich jetzt vom Bett aus das Fernsehgerät, wird (unbewußt) die Erinnerung an diesen Reiz wieder aktuell: Ich liege „gereizt" im Bett.
Zusammenfassend kann man davon ausgehen, daß jedes elektromagnetische Feld das elektromagnetische Feld des Menschen irritiert. In diesem Sinne schreibt auch U. Wiese: „Es gibt eine ganze Reihe biologischer Versuche, die beweisen, daß die geringste technische Schwingung außerordentlich starke Wirkungen im biologischen Organismus hervorbringt."[65]

- *Einrichtung*

Die Literatur über das Thema „Baubiologie" ist sehr umfangreich, deshalb nur ein Grundsatz: Verwenden Sie bei der Einrichtung Ihres Schlafplatzes nach Möglichkeit Naturmaterialien, denn Kunststoffe und Lacke sondern für den Organismus nicht zuträgliche Dämpfe ab.

- *Spiegel*
  Besondere Aufmerksamkeit sollte man den in Schlafzimmern üblichen Spiegeln zuwenden, denn sie reflektieren Strahlen ebenso wie eine Wasserfläche die Sonnenstrahlen reflektiert. Spiegel verstärken so die Gesamtheit der auf den Körper einwirkenden Strahlen.
- *Schmuck*
  Nehmen Sie vor dem Schlafengehen den gesamten Schmuck vom Körper.
  Einerseits bilden Ringe, Armbänder (auch Uhren mit Metallarmbändern) und Halsketten einen geschlossenen Energiekreislauf, der wiederum den menschlichen Energiefluß stört. Andererseits haben Edelsteine, Halbedelsteine und Metalle eine Eigenschwingung, die auf den Körper einwirkt.

b) Unterstützende Maßnahmen

Neben verschiedenen Möglichkeiten der Schlafplatzgestaltung gibt es noch eine Reihe von Möglichkeiten, unabhängig vom Schlafplatz für sich selber etwas zu tun.

- *Reinigung des Körpers durch Duschen*

Spülen Sie dabei bewußt negative Erlebnisse und Eindrücke des Tages in den Abfluß.

- *Baden*

Sie nützen dabei die entspannende Wirkung des warmen Wassers. Durch die Zugabe von Badezusätzen (Aromaessenzen, Bachblüten . . .) erhöhen Sie die gewünschte Wirkung.

- *Eincremen*

Auch hier können Sie die Wirkung durch zugesetzte Essenzen erhöhen. Cremen oder ölen Sie dabei Ihren Körper in Energieflußrichtung ein.

Besonders angenehm ist eine entspannende Massage durch den Partner.

- *Duftöl*

Aromatisieren Sie Ihren Schlafplatz mit einem entspannenden Duftöl.

Verwenden Sie dazu eine Duftlampe.

Als *Schlafmischung* eignet sich:[66]

2 Tropfen Geranie

3 Tropfen Lavendel

3 Tropfen Melisse

Ebenso: Ginster, Kamille, römische Mimose, Neroli, Orange, Rose, Sandelholz, Schafgarbe, Zeder.

Mein Wohnraum

Hier ist sinngemäß das über den Schlafplatz Gesagte anzuwenden.

Zusätzlich gilt es, auf die Lichtverhältnisse zu achten. Werden meine Räume von natürlichem Licht durchflutet oder benötige ich eher öfter Kunstlicht? Daß dies bedeutsam ist, wird durch die Tatsache klar, daß wir über die Chakren (siehe S. 28 ff.) unsere Energien auch aus der Sonne beziehen. Auch in vielen volkstümlichen und religiösen Bräuchen wird die Bedeutung des Lichtes betont.

Beachten Sie die farbliche Gestaltung Ihrer Räume. Herrschen eher warme oder kalte Farben vor?

Was macht den Anblick eines Raumes gemütlich? Es sind dies zum Beispiel Bilder und Pflanzen.

Ebenso wie beim Schlafraum ist die Verwendung hochwertiger Materialen sehr empfehlenswert.

Durch die Verwendung von Duftölen in einer Duftlampe läßt sich das Raumklima ebenfalls verbessern.

Es empfiehlt sich hier zum Beispiel folgende Mischung:[67]

6 Tropfen Eisenkraut
2 Tropfen Geranie
oder
4 Tropfen Grapefruit
1 Tropfen Rose
3 Tropfen Zeder

Überdies eigenen sich für Wohnräume besonders auch alle Blütendüfte, leichte Zitrusöle und Hölzer.

Mein Arbeitsplatz

Die folgenden Überlegungen gelten natürlich nur, wenn sich Ihr Arbeitsplatz in einem geschlossenen Raum befindet.

Verrichten Sie überwiegend eine sitzende Tätigkeit, achten Sie auf Ihre Sitzhaltung sowie auf Ihren Sessel und Ihren Arbeits- oder Schreibtisch. Wenn Sie ständig Kreuzschmerzen bekommen, ist es gut möglich, daß Sie auf einem Sessel sitzen, der nicht Ihrer Körperform entspricht oder Tisch und Schreibtisch dazu in einem falschen Größenverhältnis sind.

Für *muskuläre Verspannungen* sind selbstverständlich häufig auch seelische Belastungen wie etwa Streß verantwortlich.

Zunehmende Bedeutung gewinnen die Belastungen durch das Arbeiten an *Bildschirmen*. Neben der Verwendung hochwertiger moderner Geräte läßt sich energetisch durch einen mit den Zähnen nach hinten gerichteten Kamm eine Entlastung erreichen (siehe Foto). Die Wirksamkeit dieser Maßnahme wurde kinesiologisch ausgetestet.

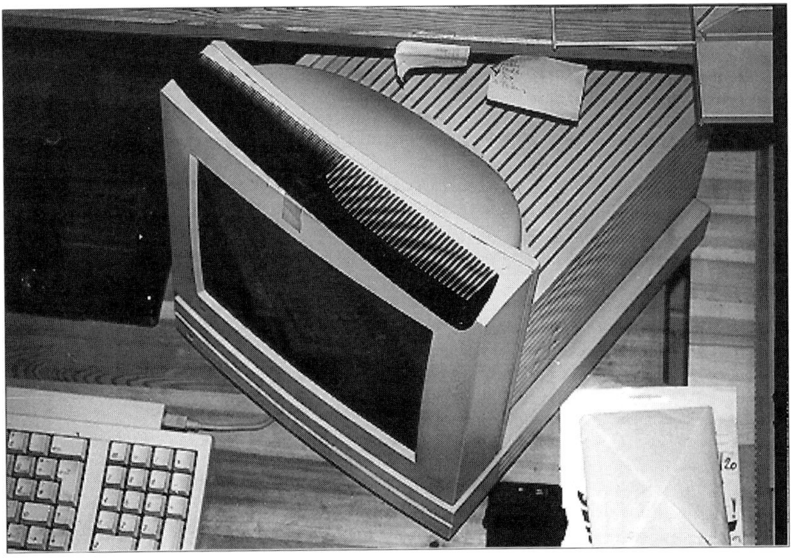

Abb. 49 Kamm auf dem Computer

Eine für Arbeitszimmer sinnvolle *Mischung von Duftölen* ist folgende:[68]

3 Tropfen Ysop

4 Tropfen Zitrone

Überdies eigenen sich auch alle Zitrusöle, Eisenkraut, Minze, Rosmarin, Zirbelkiefer, Bergamotte, Eisenkraut, Lemongrass und Pampelmuse.

Das „geistige" Raumklima

Über allen diesen *technischen* Möglichkeiten der Entspannung steht aber die *innere Einstellung* eines Menschen.

Ist das Leben immer schwer und voller Probleme, die ich lösen muß, oder habe ich auch ein Recht auf Entspannung und Ruhe, auf Lebensqualität? Bedeutet meine Arbeit für mich nur Kampf und Streß, oder bereitet sie mir auch Freude?

Vielleicht kommen Sie zu der Erkenntnis, daß Sie an Ihrer Einstellung etwas verändern sollten. Manchmal ist es hilfreich, wenn man ein bestehendes, streßerzeugendes Problem einmal aus einer anderen Perspektive betrachtet. So kann man leichter *lernen,* daß es zu einem Problem verschiedene Perspektiven gibt und man sich sehr oft selber Streß durch die gewählte Perspektive erzeugt.

Ein anderer Gesichtspunkt, der uns immer bedeutsamer erscheint, ist der, daß man sich nicht immer nur mit dem Lösen von streßauslösenden Problemen beschäftigt, sondern auch immer besser lernt, mit Problemen *gut zu leben!*.

Wenn Sie am Abend ins Bett gehen, versuchen Sie, sich für einige Stunden *von Ihren Problemen, zumindest für eine Weile, zu verabschieden*. Einigen Menschen hilft die Vorstellung eines fließenden Gewässers, welches Sorgen und Probleme mit sich nimmt. Anderen Menschen nützt die Vorstellung, daß vor ihren Augen eine schwarze Jalousie heruntergezogen wird und es damit einfach finster und ruhig wird. Manche Menschen bevorzugen eine *ruhige Musik*.[69] Sollten sich bestimmte Gedanken einfach nicht verflüchtigen, halten Sie sich die Streßpunkte auf der Stirne.

Anmerkungen

1 Zit. n. Martin, I., 1976, S. 482.
2 Vgl. dazu Martin, I., 1976, S. 480 ff.; Diamond, J.: 1983, S. 29 ff.
3 Das menschliche Gehirn läßt sich nicht nur in eine rechte und linke Gehirnhälfte unterteilen, sondern auch in ein *Vorderhirn,* dem Sitz des Gegenwartsbewußtseins, und einem *Hinterhirn,* in dem alte Erfahrungen („Langzeiterinnerungen") eingespeichert sind.
4 „Überlebensmodus".
5 Im Vorderhirn muß die „Zone für Bewußtes Assotiatives Denken" (ZBAD) erwähnt werden, denn hier zeigt sich hinsichtlich der Zellproportion der auffälligste Unterschied zwischen Mensch und Säugetier. In diesem Bereich wird Neues entwikkelt, werden Alternativen geschaffen; überdies hat es auch noch Kurzzeitgedächtnisfunktionen.
6 Zum Beispiel sogar Herzschlag und Atmung, aber auch die Hinterhirnfunktionen und physische Bewegungen.
7 Vgl. zu diesem Kapitel auch Stokes/Whiteside, 1990, S. 16–38.
8 Kerner, Dagny u. Imre, 1/93, S. 17–23.
9 Vgl. zum Beispiel Eickermann, Frank, 1988.
10 Nach Dr. Voll.
11 Vgl. dazu Sun/Sun, 1994, S. 89 ff.
12 Rosenthal 1966 nach Wottawa H., 1977, S. 118 f.; siehe auch Herkner W., 1983, S. 20.
13 Zum Beispiel Atteslander, 1974, S. 157.
14 Im Neuen Testament, Mk 5,35;10,52; Mt 9,22; Lk 7,50; 8,48.
15 Vgl. Zeitschrift: „Akupunktur-Theorie u. Praxis" (Hrsg. Deutsche Ärztegesellschaft), 20/92, S. 217 f.

16 Der Muskeltest ist hervorragend geeignet, um mit dem eigenen Körper wieder mehr spüren zu lernen.
17 Vgl. dazu Dennison, P. u. G. 1990, S. 40.
18 Mit der Berührung des Gaumens durch die Zunge wird die Gehirnintegration gefördert.
19 Capra, Fritjov, 1988, S. 93.
20 Scheffer, M., 1992, S. 18.
21 Vgl. dazu zum Beispiel Diamond J., 1987.
22 Nicht zu verwechseln mit dem Schock im medizinischen Sinne, der eine schwerwiegende Fehlregulation des Kreislaufes darstellt; vgl. dazu Schäffer 1981, S. 262.
23 Schäffer, M., 1992, S. 75.
24 Scheffer 1981, S. 106.
25 Raphael, Katarina, 1988, S. 22 ff.
26 Korte/Hofmann, 1992, S. 37.
27 Korte/Hofmann, 1992, S. 37.
28 A. a. O. S. 40.
29 Siehe auch Katz Michael u. Ginny, 1989.
30 Vgl. Hesse, „Glücklichsein".
31 Vgl. dazu Korte/Hoffman, 1992.
32 Korte/Hoffmann, 1992 S. 95.
33 Korte/Hoffman, 1992, S. 96.
34 Rieder, B., Wollner, F., 1992, S. 4.
35 Nach Rieder/Wollner, 1992.
36 Rieder/Wollner, 1992, S. 68.
37 Dr. Voll ist der Begründer der Elektroakupunktur.
38 Vgl. auch Tenk H., Wien 1991, S. 22 f.
39 Nach: Zeitschrift „Hausarzt", 4/93, S. 14.
40 Czihak/Langer/Ziegler, 1984, S. 54, Tab. 1.12.
41 Czihak/Langer/Ziegler, 1984, S. 557 ff.
42 Zeitschrift „Hausarzt", 4/93, S. 14 f.

43 Nach O. Brucker 1982, S. 120 f.
44 Nach „natur"-Das Umweltmagazin, 3/87, S. 87 ff., und „Wochenpresse", Nr. 14 vom 3. 4. 1987.
45 Thie, J. F., 1983, S. 123 f.
46 Bachler, Käthe, o.J. S. 95 f.
47 Bruker, O. M., 1982, S. 213.
48 Brucker, O. M., 1982, S. 210.
49 Brucker, O. M., a. a. O. S. 153.
50 Brucker, O. M., a. a. O. S. 152.
51 Nach Garms, H., 1975, S. 139.
52 Brucker, O. M., 1982, S. 105.
53 Nach Thie, J. F., 1983, S. 137.
54 Nach Minker M./Scholz R., 1992, S. 286 ff.
55 Nach Faller, A., 1967, S. 87.
56 Siehe Fußnote 54.
57 Siehe Fußnote 54.
58 Schuitenmaker, G. E., 1986, S. 42.
59 Diamond, 1983, S. 31.
60 Nach Dobrowa, K. o. J.
61 Dietrich, R., Nach innen laufen, 1986, S. 77 ff.
62 Dietrich, R., Meditatives Laufen, o. J. S. 59 f.
63 Dennison, P. u. G., Freiburg 1993.
64 Bachler, Käthe, 1983, S. 124 f.
65 Bachler, Käthe, o. J. S. 98.
66 Nach Rieder/Wollner, 1992, S. 94.
67 Nach Rieder/Wollner, 1992, S. 95.
68 Nach Rieder/Wollner, 1992, S. 95.
69 Vgl. dazu Diamond, John, 1983.

Literaturverzeichnis

Atteslander, Peter: Methoden der empirischen Sozialforschung. Berlin – New York, 1974.

Bachler, Käthe: Der gute Platz. Linz, o.J.

Bachler, Käthe: Erfahrungen einer Rutengängerin. Linz –Wien, 1983.

Bruker, M.O.: Unsere Nahrung – unser Schicksal. Hopferau, 1982.

Capra, Fritjof: Wendezeit. München, 1988.

Czihak, G.; Langer, H.; Ziegler, H.: Biologie. Berlin – Heidelberg – New York, 1984.

Dennison, Paul und Gail: Brain Gym. Freiburg, 1990.

Dennison Paul und Gail: Brain-Gym-Lehrerhandbuch. Freiburg, 1993.

Diamond, John: Der Körper lügt nicht. Freiburg, 1983.

Diamond, John: Lebensenergie Musik. Zürich, 1983.

Dietrich, Reinhold: Meditatives Laufen. Salzburg, o. J.

Dietrich, Reinhold: Nach innen laufen. Salzburg, 1986.

Eickermann, Frank: Handbuch der Kirliandiagnostik. Nienburg, 1988.

Herkner, Werner: Einführung in die Sozialpsychologie. Bern – Stuttgart – Wien, 1983.

Katz, Michael und Ginny: Die Hüter der Edelsteine. Graging, 1991.

Kerner, Dagny und Imre: Die Aura der heilenden Hände. In: esotera 1/93, S. 17–23

Korte, A.; Antje und Helmut Hofmann: Orchideen, Edelsteine und ihre heilenden Energien. Freiburg, 1992.

Leadbeater, C.W.: Die Chakras. Freiburg, 1987.

Martin, Irene: In: Lexikon der Psychologie, S. 479ff. Freiburg, 1976.

Minker, Margret; Scholz, Renate: Das große Buch der Naturheilweisen. München, 1992.

Radloff, Klaus: Akupunkturmassage, Ohr-Reflexzonenmassage. Wienacht, 1987.

Raphael, Katarina: Wissende Kristalle. Interlaken, 1988.

Rieder, Beate; Wollner, Fred: Duftführer. Börwang, 1992.

Scheffer, Mechthild: Bachblütentherapie. München, 1981.

Scheffer, Mechthild: Original Bach Blütentherapie. Neckarsum, Stuttgart, 1992.

Schuitenmaker, G.E.: Orthomolekulare Ernährungsstoffe. Freiburg, 1985.

Sharon, Shalia; Baganski, Bodo: Das Chakra-Handbuch. Durach, 1989.

Stokes, Goron; Whiteside, Daniel: One Brain. Freiburg, 1990.

Sun, Howard; Sun Dorothy: Neuer Schwung durch Farbe. Freiburg, 1994.

Tenk, Hermine: Soforthilfe mit Akupressur. Wien – München – Berlin, 1991.

Thie, John F.: Gesund durch Berühren (Touch for Health). Basel, 1983.

Topping, Wayne: Stress Release. Freiburg, 1987.

Wottawa, Heinrich: Psychologische Methodenlehre. München, 1977.